突发公共卫生事件护理工作指引

主编　张广清　周春兰

SPM 南方出版传媒

广东科技出版社 | 全国优秀出版社

·广 州·

图书在版编目（CIP）数据

突发公共卫生事件护理工作指引 / 张广清，周春兰主编. —广州：
广东科技出版社，2020.6
ISBN 978-7-5359-7491-4

Ⅰ.①突… Ⅱ.①张…②周… Ⅲ.①公共卫生—突发事件—卫生管
理—中国 Ⅳ.①R199.2

中国版本图书馆CIP数据核字（2020）第113653号

突发公共卫生事件护理工作指引
TUFA GONGGONG WEISHENG SHIJIAN HULI GONGZUO ZHIYIN

出 版 人：朱文清
责任编辑：刘 耕 湛正文
装帧设计：林少娟
插 图：李莉艳 许小丽
责任校对：于强强
责任印制：彭海波
出版发行：广东科技出版社
　　　　　（广州市环市东路水荫路 11 号 邮政编码：510075）
销售热线：020-37592148/37607413
http://www.gdstp.com.cn
E-mail：gdkjzbb@gdstp.com.cn（编务室）
经 销：广东新华发行集团股份有限公司
排 版：创溢文化
印 刷：佛山市浩文彩色印刷有限公司
　　　　　（南海区狮山科技工业园 A 区 邮政编码：528225）
规 格：787mm×1 092mm 1/16 印张12.25 字数250千
版 次：2020年6月第1版
　　　　2020年6月第1次印刷
定 价：49.00元

如发现因印装质量问题影响阅读，请与广东科技出版社印制室联系调换（电话：020-37607272）。

编 写 人 员

主　编：张广清　周春兰

副主编：宋慧娟　廖晓艳　周宏珍

编　委：任素桃　周望梅　王晓艳

　　　　李　利　魏红云　杨　华

　　　　李　园　谢红燕　梁　洁

　　　　杨　娟　何彦芳　蔡毓涵

　　　　林　恺　罗小琴　李　冰

　　　　汤　帆　欧　庆

前　言

　　2003年5月，国务院颁布了《突发公共卫生事件应急条例》，建立了统一、高效、权威的突发公共卫生事件应急处理机制，是中国公共卫生事业发展史上的一个里程碑。2019年底，新型冠状病毒来势汹汹，武汉告急，全国多地启动重大突发公共卫生事件一级响应。全国上下，众志成城，共同抗疫。习近平总书记做出重要指示，要不断健全重大疫情防控体制机制、完善公共卫生应急管理体系，抓好各项工作的贯彻落实，坚决打赢疫情防控战。

　　南方医科大学南方医院作为广东省新型冠状病毒肺炎定点收治单位，近千名护士参与抗疫一线工作，近百名护士积极响应国家号召驰援武汉和荆州。在这次突发公共卫生事件的应对过程中，我院严格落实《突发公共卫生事件应急条例》和《中华人民共和国传染病防治法》，认真总结历次传染病疫情防控工作的经验，并根据此次疫情的特点，建机制、定标准、重防护、抓质控、施关怀，构建了全面、科学、可复制的突发公共卫生事件护理工作快速反应体系。为了给各级医院提供参考和帮助，我院组织护理骨干快速编写了《突发公共

Foreword

卫生事件护理工作指引》。本书包括概述、工作方案、应急管理预案、赋能关怀等九章内容，最大的特点是在《突发公共卫生事件应急条例》及《中华人民共和国传染病防治法》的引领下，形成了护理应急工作的科学决策、规范管理和制度建设的整体思路和框架：一是根据突发公共卫生事件的应急响应措施，在医院应急指挥部的统领下，建立流畅、高效、实用的护理应急体系和工作机制。二是在传染病管理的思路下，保障医护人员的安全和患者的救治质量，包括基于循证和疫情研判科学制定、及时修订工作流程及应急管理预案；基于研究人员和临床专家对病原体及疾病的认识制订安全防护、消毒隔离、病情观察、紧急处理等措施；基于安全和人性考量进行质量控制和赋能关怀。三是本书的内容都是根据最新卫生行政法律法规、行业标准、国家和广东省卫生健康委员会颁布的诊疗和防控方案编写的，符合突发公共卫生事件的应急管理办法，也适应各级医院护理应急工作的迫切需求。该书适合于各类医护人员、医学院校学生及社会人士。需要说明的是，因编写组学识和时间所限，书中难免有缺陷和不足，诚请同行不吝赐教指正。

最后，谨以此书献给奋战在抗疫前线的医护人员，特别献给全国445万护理同仁！

编者

2020年3月9日

目 录

Contents

第一章

概　　述

突发公共卫生事件对人类健康危害大，影响范围广，具有成因多样性、传播广泛性、危害深远性、治理复杂性等特点。21世纪以来，世界成为紧密相连、息息相关的命运共同体。对于突发公共卫生事件的应急管理，世界各国均根据国情建立了较完善的应急管理体系，本章主要介绍突发公共卫生事件分类和特点及世界卫生组织等组织和国家突发公共卫生事件的应急管理。

第一节

突发公共卫生事件的概念、分类及特点

突发公共卫生事件是指突然发生、对社会公众健康造成或者可能造成严重损害的重大传染病疫情、群体性不明原因疾病、重大食物和职业中毒以及其他严重影响公众健康的事件。

一、突发公共卫生事件的分类

突发公共卫生事件分类方法有多种，根据发生原因可分为如下6种。

（一）生物病原体所致的疾病事件

主要指传染病、寄生虫病、地方病区域性流行或暴发流行，预防接种或预防服药后出现群体性异常反应及群体性医院感染等。

（二）食物中毒事件

食物中毒是指人摄入了含有生物性、化学性有毒有害物质后所出现的非传染性的急性或亚急性疾病，属于食源性疾病的范畴。

（三）污染事件

由于水体污染、大气污染、放射污染等有毒有害物质污染造成的公共卫生事件。

（四）自然灾害性卫生事件

如地震、火山爆发、泥石流、台风、洪涝、海啸等，在短时间内造成大量生命财产的损失、生产停顿、物资短缺，并带来严重的包括社会心理因素在内的诸多公共卫生问题，引发多种疾病，特别是传染性疾病的发生和流行。

（五）意外事故引发的卫生事件

煤矿瓦斯爆炸、飞机坠毁、空袭等重大生产安全事故，这类事件由于没有预兆和事前的准备，往往会造成巨大的经济损失和人员伤亡。

（六）不明原因引起的群体疾病事件

这类事件由于原因不明导致群体发病，公众缺乏相应的防护和治疗知识，日常也没有针对该事件的特定的监测预警系统，危害通常较前几类严重。

二、突发公共卫生事件的特点

突发公共卫生事件在目前的社会生活中比较常见，具有成因多样性、分布差异性、传播广泛性、危害复杂性、治理系统性等特点。

（一）成因的多样性

许多公共卫生事件与地震、水灾、火灾等自然灾害有关。公共卫生事件也与事故灾害密切相关，如环境污染、生态破坏、交通事故等。社会安全事件也是形成公共卫生事件的一个重要原因，如生物恐怖等。另外，动物疫情、致病微生物、药品危险、食物中毒、职业危害等也与公共卫生事件的发生相关。

（二）分布的差异性

在时间、空间、人群分布上均有差异性。不同季节，传染病的发病率也会不同，例如流感常常发生在冬春季节，肠道传染病则多发生在夏季。

（三）传播的广泛性

当前我们正处在全球化的时代，传染病一旦具备了3个基本流通环节，即传染源、传播途径以及易感人群，它就可能在全球范围内广泛传播。

（四）危害的复杂性

重大公共卫生事件不但对人的健康有影响，而且对环境、经济乃至政治都有重大影响。1985年以来，艾滋病的发病率不断增加，严重危害着人们的健康；2003年，"非典"（SARS，严重急性呼吸综合征，也就是传染性非典型肺炎）疫情引起人们的恐慌；近年来，人禽流感疫情使人们谈禽色变……这些与公共卫生事业经费投入不足，忽视生态保护

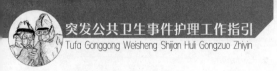
以及有毒、有害物质滥用和管理不善等息息相关。

（五）治理的系统性

治理需要4个方面的结合：一是技术层面和价值层面的结合；二是直接任务和间接任务的结合；三是责任部门和其他部门的结合；四是国际和国内的结合。在治理公共卫生事件时，还要注意解决一些深层次的问题，如社会体制机制的问题、工作效能的问题及人群素质的问题等。

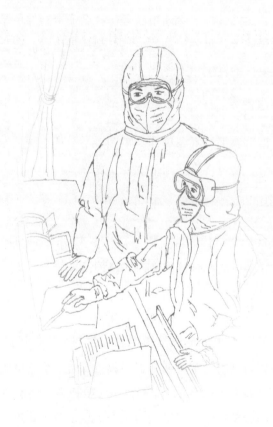

国际突发公共卫生事件的应急管理

21世纪以来，世界成为一个紧密相连、息息相关的整体。一国引发的危机往往会超越国界、蔓延全球，各国政府所面临的问题日益趋同。2003年的"非典"疫情、2014年埃博拉疫情、频发的禽流感疫情等都是国际性的公共卫生危机事件。对于突发公共卫生事件的应急管理，不少国家建立了涵盖各个方面的应急管理体系，能够正确应对突发的公共卫生事件。应急管理体系是指应对突发公共事件时的组织、制度、行为、资源等应急要素及其关系的总和。建立完善的公共事件应急管理体系，对突发公共事件进行得当的应急处理能避免或减少人员和财产损失，保障经济和社会的持续稳定。下面简单介绍国际上包括世界卫生组织在内的公共卫生事件应急管理经验，为我国突发公共卫生事件的应急管理提供借鉴。

一、世界卫生组织突发公共卫生事件和灾害风险管理

虽然各国通过实施多灾害风险管理、《国际卫生条例（2005）》和强化卫生系统，增强了降低突发公共卫生事件和灾害风险及后果的能力，但许多社区面对大量的危险事件仍然显得异常脆弱。应对不同灾害和风险的支离破碎的方法，过分强调临时反应，而不是强调防止事件的发生和做好适当的应急准备，整个卫生系统内部和卫生系统与其他部门之间缺乏协同，妨碍了社区和国家实现公共卫生最优结果的能力。为了解决当前和正在出现的公共卫生风险及有效利用和管理资源的需要，世界卫生组织制定了突发公共卫生事件和灾害风险管理（EDRM）的概念框架或范式，以强化当前的做法和实践。

（一）突发公共卫生事件和灾害风险管理的愿景

突发公共卫生事件和灾害风险管理框架提供了一种共同的语言和一种全面的方法，适用于所有正在努力减少卫生风险和突发事件及灾害后果的卫生部门和其他部门的所有行动者。其愿景是"为面临突发事件风险的所有人提供尽可能高的健康和福祉标准，增强社区和国家的抗逆力、卫生安全、全民健康覆盖和可持续发展"；强调在预防、准备、应对和恢复的连续过程中评估、沟通和降低风险，并构建社区、国家和卫生系统的恢复能力，侧重于在不同情况下（包括在脆弱、资源匮乏和资源丰富的环境中）改善处于危险中的社

区；目标是使各国和社区的卫生部门及其他相关部门具有更强的能力和体系，从而减少和减轻与各类突发事件及灾害相关的卫生风险和后果。

（二）突发公共卫生事件和灾害风险管理的方法和流程

突发公共卫生事件和灾害风险管理的核心原则及方法：基于风险的方法；全面的应急管理（包括预防、准备、响应和恢复）；涉及所有风险的方法；普惠的、以人为本、以社区为中心的方法；多部门和多学科协同；基于全卫生系统；落实伦理考量。

灾害风险管理流程：预防（完全避免危害和相关灾害的不良影响）→缓解（危害和相关灾害的不良影响减轻或受到限制）→防范（政府、社区和个人有效地预见灾害事件的影响，并进行科学的防范）→应对（在灾害发生期间或灾害发生后立即提供应急服务和公共援助，以抢救生命、降低卫生影响、确保公共安全及满足受影响人群的基本生存需要）→恢复（暴露于危害的系统、社区或社会及时有效地抵御、吸收和适应，包括通过维持和恢复其必需的基本结构和功能）。

（三）突发公共卫生事件和灾害风险管理的职能

1. 政策、策略和立法：确定政府及突发公共卫生事件和灾害风险管理其他行动方的组织结构、角色和责任，包括加强突发公共卫生事件和灾害风险管理能力的战略。

2. 规划和协调：强调突发公共卫生事件和灾害风险管理规划和运作的有效协调机制。

3. 人力资源：包括涉及所有级别的突发公共卫生事件和灾害风险管理能力的人员配备、教育和培训，以及人员的职业健康和安全。

4. 财政资源：支持实施突发公共卫生事件和灾害风险管理的活动、能力建设和用于应急响应和恢复的应急资金。

5. 信息和知识管理：包括风险评估、监测、预警、信息管理、技术指导和研究。

6. 风险沟通：认识到有效沟通对卫生和其他部门、政府当局、媒体及公众都至关重要。

7. 卫生基础设施和物流：重点强调安全、可持续和准备就绪的卫生设施、关键基础设施（如水、电）及支持突发公共卫生事件和灾害风险管理的物流和供应体系。

8. 卫生和相关服务：各种与突发事件和灾害风险管理有关的医疗卫生服务和相关措施。

9. 社区突发公共卫生事件和灾害风险管理能力：重点加强地方卫生职工队伍的能力和以社区为中心的普惠规划和行动。

10. 监测和评价：包括监测实现突发公共卫生事件和灾害风险管理目标的进展情况的过程，例如，监测风险和能力及评价战略、相关规划和活动的实施情况。

突发公共卫生事件和灾害可能会影响到每一个人，是全人类所面临的共同挑战，而突发公共卫生事件和灾害风险管理框架就是对这一挑战的实质性回应。突发公共卫生事件和灾害风险管理措施实施前后对比见表1-1。

表1-1 突发公共卫生事件和灾害风险管理措施实施前后对比

实施前	实施后
基于灾害事件进行管理	基于灾害风险进行管理
被动应对	前瞻性预测灾害风险并采取防范措施
仅针对灾害采取措施	对灾害所引起的所有风险均采取措施
以灾害管理为中心	关注社区的应对能力
单一部门管理	多部门和多学科协同管理
各部门分别承担不同责任	全卫生系统共同负责
强调对灾害及时响应	强调前期实施风险管理
为社区制定应对方针	与社区共同制定应对方针

二、美国、英国突发公共卫生事件的应急管理

1. 美国应急管理工作起步较早，现在已经形成了比较成熟的应急管理机制，其突发公共卫生事件的应急和管理能力在全球首屈一指。1979年美国成立了国家应急管理署（Federal Emergency Management Agency，FEMA），专门负责应急管理工作。在公共卫生事件的处理中，建立了覆盖联邦政府、州和地方的三级公共卫生机构，各司其职，实行垂直管理。联邦政府卫生与公共服务部（HHS）承担着公共卫生的主要职能，下设具有独立管理职能的部门，包括联邦疾病控制与预防中心（CDC）等，与联邦政府其他机构协调履行使命，负责疾病监测、流行病的控制；州卫生局受联邦政策性的指导和要求，相互协作，负责药物供给、实施治疗、医疗人员培训和医院间的协调；地方性卫生机构负责地方疾病的治疗和预防。

2008年1月，为加强应急预案的实施，又将国家应急预案改进为更加有指导意义的国家应急框架（national response framework，NRF）：第五级和第四级突发事件影响范围为市和县，由当地政府（市和县等）负责；第三级突发事件影响范围为州一级或者大城市，由州政府指挥协调处置；第二级和第一级突发事件影响范围为州一级或者国家层面，由州和（或）联邦政府协同处置。标准的应急指挥体系（incident command system，ICS）是国家应急框架的一个重要组成部分，设公众信息、安全和联络三个职能方面的指挥员和处置部、计划部、后勤部、财政或行政部四个参谋部成员来沟通协调各方工作。同时，联邦政府每年投入大量经费加强专业应急队伍的建设。

2. 英国作为世界应急管理先进国家，建立了完善的应急管理体系，在全球突发公共

卫生事件应急实践中，英国的应对系统具有明显的优势。其战略层面的应对指挥由卫生部及其下设机构主要是突发事件计划协作机构（EPCU）负责，而执行层面的突发事件应对则由国民健康服务系统（NHS）及其委托机构开展。EPCU的主要职责是制定、颁布、修改并维护突发公共卫生事件应对计划，推动突发事件应对准备的培训工作，从突发事件处理中总结经验教训，并与应对系统中的其他部门协调合作。国民健康服务系统地区行政机构在整个系统中的职责是确保地方卫生服务机构在突发事件中的快速恰当的响应。英国政府出台的《国内突发事件应急计划》，包含应急事件的风险评估和预防措施；应急处置的规划培训和演练；在应对和处置过程中各相关部门之间的合作协调；突发事件处置结束后，社会政治经济、文化心理的调适并及时总结。

体制方面，内阁办公室设立国民紧急事务秘书处（CCS），作为常设国家应急管理办事机构，负责协调跨部门、跨机构的应急管理工作和紧急救援行动；非常设机构的内阁紧急应变小组（COBR）是应急管理协调和决策的最高机构，根据突发事件的性质和严重程度纳入相关层级的官员。机制方面，建立"金、银、铜"三级处置机制："金级"是战略层，主要负责制订方针、策略、长期规划，调度应急资源；"银级"是战术层，主要负责应急处置的组织与协调；"铜级"是操作层，具体负责事件发生现场有关处置措施的执行。突发事件处置、突发事件发生后的恢复与重建工作以地方政府为主，公共基础设施的恢复重建资金80%由中央财政提供。

三、国际疾病暴发预警和反应的综合事件管理

关于疾病暴发的流行病学数据和业务信息是动态的，并会迅速变化。世界卫生组织发展了一个综合的事件管理系统，以管理关于疾病暴发的关键信息并确保重点国际公共卫生专业人员，包括世界卫生组织各区域办事处、国家办事处、合作中心和全球疫情警报及反应网络各合作伙伴之间准确和及时的交流。事件管理系统的特征包括：①该系统是关于流行病情报、核实工作现状、实验室调查和业务信息的综合性数据库。②该系统能跟踪和记录疾病暴发史、关键性决定、世界卫生组织和各伙伴的重要行动及重点文件。③该系统管理后勤支持及专用应对设备、材料和物资。④该系统也是关于应对小组国际专家的技能、经验和可得性的综合数据库。⑤该系统具有全球疫情警报和反应网络中技术机构的概况，重点为支持国际疾病暴发反应的准备工作和能力。⑥该系统为会员国、公共卫生官员、媒体和公众提供标准化信息产品。⑦该系统负责与全球疫情警报和反应网络沟通，以便加强业务准备工作。

世界卫生组织事件管理系统生动地反映了预警和应对活动的情况，并以系统的方式提供信息以便采取行动，使世界卫生组织和全球疫情警报及反应网络能更充分地进行准备，更快地做出反应并更有效地管理资源。

我国突发公共卫生事件的应急管理

我国建立了以"统一领导、综合协调、分类管理、分级负责、属地管理"为主的应急管理体制，逐步形成了防范化解重特大安全风险，健全公共安全体系，整合优化应急力量和资源，统一指挥、专常兼备、反应灵敏、上下联动的中国特色。

一、我国突发公共卫生事件的应急管理发展历程

新中国成立以来，我国的公共卫生应急管理发展历程大致可以分为三个阶段。第一阶段为1949—2003年，应急管理体系主要是由各政府部门组成，独立开展所负责领域的灾害处置工作。第二阶段为2003—2008年，2003年"非典"发生后，开始着手建立"一案三制"，即应急预案，应急体制、机制、法制，到2008年"一案三制"的全国应急管理体系初步形成。第三阶段为2008年至今，应急管理体系配套逐渐完善。这一时期，我国逐渐形成了以《中华人民共和国突发事件应对法》为中心，各单项法律法规相配套的应急法制体系；以国家应急预案为最高级，各地方、企事业单位预案为分支的应急预案体系。

2018年3月，全国人民代表大会会议通过了组建应急管理部的决定，将分散在国务院办公厅、公安部、民政部、自然资源部、水利部、农业农村部、国家林业和草原局、中国地震局、国家防汛抗旱总指挥部、国家减灾委员会、国务院抗震救灾指挥部、国家森林草原防灭火指挥部等部门的应急管理相关职能统一整合到应急管理部。此外，县级以上各级政府成立应急管理局，在各自的职责范围内做好突发事件应急处理的有关工作；县级以上地方人民政府卫生行政主管部门，具体负责组织突发公共卫生事件的调查、控制和医疗救治工作。"中央—地方"应急管理体系的形成，标志着我国应急管理工作进入法制化、制度化、规范化的发展阶段。

二、我国突发公共卫生事件的分级响应标准

根据突发公共卫生事件的性质、危害程度、涉及范围，突发公共卫生事件可划分为特别重大（Ⅰ级）、重大（Ⅱ级）、较大（Ⅲ级）和一般（Ⅳ级）四级。

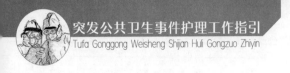

（一）Ⅰ级应急响应

有下列情形之一的为特别重大（Ⅰ级）突发公共卫生事件。

1. 肺鼠疫和肺炭疽在大、中城市发生并有扩散趋势，或肺鼠疫、肺炭疽疫情波及2个以上的省份，并有进一步扩散趋势。

释义：在直辖市、省会城市、国家计划单列市的城区发生1例以上肺鼠疫病例或2例以上有流行病学联系的肺炭疽病例；或者相关联的肺鼠疫、肺炭疽疫情（有明确的流行病学联系）在2个以上省份均有病例发生。

2. 发生传染性非典型肺炎（严重急性呼吸综合征，SARS）、人感染高致病性禽流感病例，并有扩散趋势。

释义：发生1例以上传染性非典型肺炎病例；或者发生2例以上有流行病学关联的人感染高致病性禽流感病例；或者在一个县（市）行政区域内，多点散发人感染高致病性禽流感病例。

3. 涉及多个省份的群体性不明原因疾病，并有扩散趋势。

释义：2周内在2个以上省份发生临床表现相同的群体性不明原因疾病，并出现死亡病例，病例数不断增加或疫区范围不断扩大。经国家卫生行政部门组织调查，仍然原因不明。

4. 发生新传染病或我国尚未发现的传染病发生或传入，并有扩散趋势，或发现我国已消灭的传染病重新流行。

释义：在我国发生全球首次发现并经世界卫生组织确认的传染病，短期内不断出现新病例，或出现死亡病例；或者在我国首次发生具有较强传染性和较高病死率的传染病，病例数不断增加或疫区范围不断扩大；或者发现我国已经消灭的天花和脊髓灰质炎野毒株病例。

5. 发生烈性病菌株、毒株、致病因子等丢失事件。

释义：《病原微生物实验室生物安全管理条例》中规定的第一类病原微生物，以及其他烈性致病因子丢失，已经对人群造成严重健康危害的事件。

6. 周边及与我国通航的国家和地区发生特大传染病疫情，并出现输入性病例，严重危及我国公共卫生安全的事件。

释义：周边及与我国通航的国家和地区发生特大传染病疫情，并出现输入性病例，经国务院卫生行政部门组织专家评估认为严重危及我国公共卫生安全的事件。

7. 国务院卫生行政部门认定的其他特别重大突发公共卫生事件。

释义：国务院卫生行政部门根据事件的性质、发生的时间、涉及的人群及社会影响的范围，认定是特别重大的突发公共卫生事件。

（二）Ⅱ级应急响应

有下列情形之一的为重大（Ⅱ级）突发公共卫生事件。

1. 在一个县（市）行政区域内，一个平均潜伏期内（6天）发生5例以上肺鼠疫、肺炭疽病例；或者相关联的疫情波及2个以上的县（市）。

释义：在一个县（市）行政区域内，6天内肺鼠疫或肺炭疽累计发病达到5例以上，病例发病时间分布不清的，按事件最新进程累计病例数为准；或者相关联的肺鼠疫或肺炭疽疫情在2个以上县（市）均有病例发生。

2. 发生传染性非典型肺炎、人感染高致病性禽流感疑似病例。

释义：一个省份内发生1例以上传染性非典型肺炎疑似病例，或者发生1例以上人感染高致病性禽流感疑似或确诊病例。

3. 腺鼠疫发生流行，在一个市（地）行政区域内，一个平均潜伏期内多点连续发病20例以上，或流行范围波及2个以上市（地）。

释义：腺鼠疫发生流行，在一个市（地）行政区域内，6天内出现多个疫点（以鼠疫患者的住处为中心，将其周围可能被污染的邻舍或帐篷划定为疫点），累计发病20例以上。病例发病时间分布不清的，按事件最新进程累计病例数为准；或者相关联的腺鼠疫疫情在2个以上市（地）均有病例发生。

4. 霍乱在一个市（地）行政区域内流行，1周内发病30例以上，或波及2个以上市（地），有扩散趋势。

释义：霍乱在一个市（地）行政区域内流行，7天内累计发病30例以上，病例发病时间分布不清的，按事件最新进程累计病例数为准；或者相关联的疫情在2个以上市（地）均有病例发生，并连续出现病例。

5. 乙类、丙类传染病波及2个以上县（市），1周内发病水平超过前5年同期平均发病水平2倍以上。

释义：在缺乏前5年周平均发病水平资料的情况下，由省级以上卫生行政部门组织专家，根据事件的性质、危害程度、涉及范围等判定。

6. 中国尚未发现的传染病发生或传入，尚未造成扩散。

释义：中国尚未发现的传染病是指埃博拉、猴痘、黄热病、人变异性克雅氏病等在其他国家和地区已经发现，在我国尚未发现过的传染病。

7. 发生群体性不明原因疾病，扩散到县（市）以外的地区。

释义：在一个县（市）行政区域内发生群体性不明原因疾病，有死亡病例发生，并扩散到其他县（市），经省级以上卫生行政部门组织调查，仍然原因不明。

8. 发生重大医源性感染事件。

释义：同种同源的医源性感染（包括医院感染），发生5例以上病例或者直接造成3人

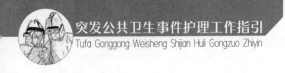

以上死亡。

9. 预防接种或群体预防性服药出现人员死亡。

释义：发生与预防接种或群体预防性服药事件相关的死亡病例，并经省级以上卫生行政部门组织专家鉴定，明确死亡原因为预防接种或群体预防性服药所致。

10. 一次食物中毒人数超过100人并出现死亡病例，或出现10例以上死亡病例。

释义：一次食物中毒是指具有相同暴露史的，食用了被生物性、化学性有毒有害物质污染的食品或食用了含有毒有害物质的食品后出现的急性和亚急性食源性疾病。

11. 一次发生急性职业中毒50人以上，或死亡5人以上。

释义：一次急性职业中毒是指具有相同职业危害因素暴露史的急性职业中毒。

12. 境内外隐匿运输、邮寄烈性生物病原体、生物毒素造成我境内人员感染或死亡的。

释义：因境内外隐匿运输、邮寄《病原微生物实验室生物安全管理条例》中规定的第一类病原微生物，或烈性生物毒素，已经造成我境内人员感染发病或死亡。

13. 省级以上人民政府卫生行政部门认定的其他重大突发公共卫生事件。

释义：省级以上人民政府卫生行政部门根据事件的性质、发生的时间、涉及的人群以及社会影响的范围，认定是重大的突发公共卫生事件。

（三）Ⅲ级应急响应

有下列情形之一的为较大（Ⅲ级）突发公共卫生事件。

1. 发生肺鼠疫、肺炭疽病例，一个平均潜伏期内病例数未超过5例，流行范围在一个县（市）行政区域以内。

释义：在一个县（市）行政区域内，6天内肺鼠疫或肺炭疽累计发病在5例以下。病例发病时间分布不清的，按事件最新进程累计病例数为准。

2. 腺鼠疫发生流行，在一个县（市）行政区域内，一个平均潜伏期内连续发病10例以上，或波及2个以上县（市）。

释义：腺鼠疫发生流行，在一个县（市）行政区域内，6天内累计发病10例以上，病例发病时间分布不清的，按事件最新进程累计病例数为准；或者相关联的腺鼠疫疫情在2个以上县（市）均有病例发生。

3. 霍乱在一个县（市）行政区域内发生，1周内发病10~29例，或波及2个以上县（市），或市（地）级以上城市的市区首次发生。

释义：在一个县（市）行政区域内，7天内霍乱累计发病10~29例，病例发病时间分布不清的，按事件最新进程累计病例数为准；或者相关联的霍乱疫情在2个以上的县（市）均有发生；或者市（地）级以上城市的市区当年首次发生。

4. 一周内在一个县（市）行政区域内，乙、丙类传染病发病水平超过前5年同期平均发病水平1倍以上。

释义：在缺乏前5年周平均发病水平资料的情况下，暂按下列标准：痢疾、甲肝、伤寒、副伤寒、麻疹，在一个县（市）行政区域内，同一事件累计发病100例以上；或者累计发病10例以上，并出现死亡病例。流脑、出血热，在一个县（市）行政区域内，同一事件累计发病10例以上，并出现死亡病例。流感，在一个县（市）行政区域内，同一事件累计发病数500例以上。

5. 在一个县（市）行政区域内发现群体性不明原因疾病。

释义：在一个县（市）行政区域内发现群体性不明原因疾病，并出现死亡病例，经省级以上卫生行政部门组织调查，仍然原因不明。

6. 一次食物中毒人数超过100人，或出现死亡病例。

7. 预防接种或群体预防性服药出现群体心因性反应或不良反应。

释义：预防接种或群体预防性服药出现群体心因性反应或不良反应，并经省级卫生行政部门组织专家鉴定确认的事件。

8. 一次发生急性职业中毒10~49人，或死亡4人以下。

9. 市（地）级以上人民政府卫生行政部门认定的其他较大突发公共卫生事件。

释义：市（地）级以上人民政府卫生行政部门根据事件的性质、发生的时间、涉及的人群以及社会影响的范围，认定是较大的突发公共卫生事件。

（四）Ⅳ级应急响应

有下列情形之一的为一般（Ⅳ级）突发公共卫生事件。

1. 腺鼠疫在一个县（市）行政区域内发生，一个平均潜伏期内病例数未超过10例。

释义：腺鼠疫发生流行，在一个县（市）行政区域内，6天内累计发病10例以下，病例发病时间分布不清的，按事件最新进程累计病例数为准。

2. 霍乱在一个县（市）行政区域内发生，1周内发病9例以下。

释义：在一个县（市）行政区域内，7天内霍乱累计发病在9例以下，病例发病时间分布不清的，按事件最新进程累计病例数为准。

3. 一次食物中毒人数30~99人，未出现死亡病例。

4. 一次发生急性职业中毒9人以下，未出现死亡病例。

5. 县级以上人民政府卫生行政部门认定的其他一般突发公共卫生事件。

释义：乙、丙类传染病事件，符合《国家突发公共卫生事件相关信息报告管理工作规范》报告标准，但未达到Ⅲ级标准的事件定为一般事件（Ⅳ级）。其他传染病：可参照乙、丙类传染病事件进行定级。县级以上人民政府卫生行政部门根据事件的性质、发生的时间、涉及的人群以及社会影响的范围，认定是一般的突发公共卫生事件。

三、我国新型冠状病毒肺炎的应急处理及思考

2019年底，我国湖北省武汉市等多个地区发生新型冠状病毒肺炎疫情。疫情发生后，中共中央、国务院高度重视，习近平总书记做出重要指示，强调要把人民群众的生命安全和身体健康放在第一位，坚决遏制疫情蔓延势头。2020年1月20日，由国务院副总理孙春兰主持召开国务院联防联控机制首次会议，对新型冠状病毒肺炎疫情防控工作进行全面部署，各部委、各省市、各医疗机构积极响应，与此同时，中方与世界卫生组织、相关国家和中国港澳台地区及时沟通协调，密切协作，及时遏制了疫情扩散和蔓延。

（一）国家卫生健康委员会的应急响应

1. 国家卫生健康委员会成立疫情应对处置领导小组。会商分析疫情发展变化，及时指导和支持各地开展患者救治、疫情防控及应急处置等工作。

2. 将新型冠状病毒肺炎纳入《中华人民共和国传染病防治法》规定的乙类传染病，并采取甲类传染病的预防、控制措施，同时纳入《中华人民共和国国境卫生检疫法》规定的检疫传染病管理。

3. 组织专家制定《新型冠状病毒肺炎诊疗方案》，截至2020年3月初已更新至第七版，为疾病的传播途径、诊断标准、防控和治疗等方面提供了指南性的意见。制定《新型冠状病毒肺炎防控方案》，至2020年2月5日已更新至第五版，对疫情防控进行部署。

4. 组织全国派出4.2万余名医务人员驰援湖北。

5. 针对各级医疗机构新型冠状病毒肺炎的救治、院内感染防控、社区网格化防控、农村地区新型冠状病毒肺炎疫情防控、实验室生物安全、公共交通工具肺炎传播控制、紧急心理危机干预、公共场所新型冠状病毒肺炎卫生防护等多个方面做出部署、制定指南。

（二）国家其他部委的应急响应

1. 国家医疗保障局、财政部印发了《关于做好新型冠状病毒感染的肺炎疫情医疗保障的通知》及补充通知，确保患者不因费用问题影响就医，确保收治医院不因支付政策影响救治，确保疫情防控、医疗救治等工作平稳有序。

2. 民政部动员慈善力量依法有序参与新型冠状病毒肺炎疫情防控工作，动员广大社会组织和社会组织党组织在疫情防控中发挥积极作用，对殡葬服务机构、婚姻登记场所、流浪乞讨人员救助管理机构、精神卫生福利机构提出了疫情防控要求。

3. 教育部就2020年春季学期延期开学进行了部署，要求各高校、中小学校、幼儿园等推迟开学时间。

4. 交通运输部发文暂停了进入武汉的道路、水路客运班线发班及省际、市际包车客

运业务，严格管控营运车、船驶离武汉，对抵离武汉公路、水路通道进行查控。并组织开展疫情防治应急物资、医患等人员运输的车辆跨省通行高速公路，实行免收车辆通行费政策，并保障优先通行，规范开展交通运输管控。

5．文化和旅游部要求暂停旅游企业经营活动。

6．人力资源社会保障部对企业疫情防控、防控期间劳动关系问题等方面制定相应要求。

7．市场监管总局积极维护防疫用品市场价格秩序，联合农业农村部、国家林业和草原局加强野生动物市场监管，禁止野生动物交易活动。

8．农业农村部联合交通运输部、财政部等，确保鲜活农产品运输通畅，确保农产品供应。

（三）省级应急响应

为了有效预防、及时控制和消除突发公共卫生事件的危害，保障公众身体健康和生命安全，维护正常的社会秩序，各省根据《突发公共卫生事件应急条例》启动分级响应。下面以2019年底我国发生的新型冠状病毒肺炎疫情，介绍广东省的应急响应。

2020年1月23日，广东省启动重大突发公共卫生事件一级响应，迅速推出一级响应的16条措施。广东省卫生健康委员会对进一步做好医院感染预防与控制工作进行部署，要求做好发热门诊感染防控及医务人员防护工作，加强公共场所管理，决定在全省公共场所实施佩戴口罩的控制措施。广东省医疗保障局联合省财政厅、省卫生健康委员会进一步加大对疫情防控的医疗保障力度，持续做好疫情防控相关药品、医用耗材采购工作。在响应国家民政部各项工作部署之外，广东省民政厅还引导全省广大社会工作者和志愿者依法、科学、有序参与疫情防控工作。广东省教育厅要求在疫情得到控制之前，大专院校、中职学校、中小学、幼儿园不开学。在交通运输、文化和旅游、人力资源和社会保障、市场监督管理、农业农村、城乡和住房建设、金融监管等方面，广东省政府各职能部门均积极响应国家部门相应工作部署与要求。

（四）各级医院的应急响应

各级医院在省卫生健康委员会的指导下，成立了医院疫情防控指挥部或应急工作办公室，同时组建专项工作组，如诊治专家组、疫情防控培训组、疫情防控场地消毒组、医院感染防控督导组、志愿者服务组等；并构建行政职能部门、各临床科室以及第三方服务公司的多方联防、联控、联动机制，加强协调配合、信息互通与资源共享，实行网格化管理，按照依法防控、科学防治、精准施策的要求，在患者科学救治、防控组织保障、科普宣传教育等方面落实疫情防控措施。

（五）世界卫生组织的应急响应

世界卫生组织在完成病原核酸监测后，迅速开展对病毒进行命名等工作，并将此事件定性为"国际关注的突发公共卫生事件"（PHEIC），各国对出入境进行严格的管制。与中国联合组成新型冠状病毒肺炎专家考察组访问北京、四川（成都）、广东（广州、深圳）和湖北（武汉）等省市，调研新型冠状病毒肺炎疫情防控、医疗救治等情况，并发布《中国-世界卫生组织新型冠状病毒肺炎（COVID-19）联合考察报告》，为全球新型冠状病毒肺炎疫情防控提出了应对建议。

（六）我国应对新型冠状病毒肺炎疫情的思考

中国速度、中国规模得到了国际上的充分肯定。虽然我国已经建立了"纵向到底、横向到边"的应急体系，在此次新型冠状病毒肺炎疫情的应对中，国家和地方也基本按照突发公共卫生事件应急预案进行了快速的应急响应。但是，在这种高度复杂、涉及多个职能部门甚至波及全球的重大突发公共卫生事件面前，我们的应急响应工作仍有很多的改进空间，各方仍需要在战斗中继续总结经验，进一步提高国家和地方的应急响应水平。习总书记多次做出指示，要求研究和加强疫情防控工作，既要立足当前，科学精准打赢疫情防控阻击战，更要放眼长远，总结经验、吸取教训，针对这次疫情暴露出来的"短板"和不足，抓紧补"短板"、堵漏洞、强弱项，该坚持的坚持，该完善的完善，该建立的建立，该落实的落实，完善重大疫情防控体制机制，健全国家公共卫生应急管理体系。

1. 抗击新型冠状病毒肺炎疫情存在的主要问题。

（1）"公共卫生法律"立法不全、有法不依、执法不力。公共卫生的法律法规数量众多，但至今没有公共卫生法母法，公共卫生立法前瞻性不够，很多法律都是被动立法。有关公共卫生立法大都是由发生重大公共卫生事件后倒逼出来的，如1988年上海甲型肝炎流行后的1989年产生了《中华人民共和国传染病防治法》；2003年"非典"后颁布了《突发公共卫生事件应急条例》；2018年长春长生问题疫苗事件后，2019年颁布了《中华人民共和国疫苗管理法》等。公共卫生法律执法主体主要是卫生行政部门，而我国卫生行政部门的职责分分合合，如卫生部门和计划生育委员会合并以后，很多地方都发生机构、人员的适应和磨合问题，新的人员对原来的法律都需要时间学习。在抗击新型冠状病毒肺炎疫情中，一些行政领导被问责，反映了他们对公共卫生法律的生疏，不了解应该承担的法律责任，不能依法、依规开展工作。而作为传染病疫情防控和食品安全事件调查处置主力军的疾控人员，因没有行政执法权也时常面临调查受阻的现象。全国疾病预防控制（简称"疾控"）体系建设的突发公共卫生事件防控队伍，在这次事件的应急处置初期没有展示出快速反应的能力。当传染病事件上升到国家安全层面时，《突发公共卫生事件应急条例》就是事件处理的总纲，这时前期准备的各种预案、演练条件都发生了本质的变化，不确定因素太多、太复杂，按照原计划设定的预案和演练方案适应不了事态的快速发展。此时，大量的临时性行政措施必须随着事件发展情况而改变，防控措施效率是第一位。本次新型冠状病毒肺炎疫情提醒我们，这支快速反应部队应该如何建设、应该由谁指挥，工作机制需要从立法层面进行保障。

（2）"疾控机构"性质、职能及能级管理不清。2004年"非典"之后原卫生部下发了"关于疾病预防控制体系建设的若干规定"，明确规定了各级疾控机构和医疗卫生机构的职责，对推进全国疾控体系建设发展发挥了重要作用。但近年来，这一文件要求没有得到很好落实。疾控机构作为公益类事业单位，各类法律、法规明确其机构职能定位是技术指导支撑，没有行政管理和独立决策权力。本次新型冠状病毒肺炎疫情处置，从疫情的发现报告、流行病学史调查、防控措施的提出与实施，均未让疾控机构发挥主导作用。如疫情的网络直报系统的作用仅为内部参考，对外公布和各级决策部门使用的数据均为卫生健康行政部门另设的一套电话和表格报告系统，浪费大量的行政和防治资源。各级疾控机构定位分工不清，省市县的机构职能和工作重点缺少清晰划分，国家疾控机构职责任务与地方各级机构职责脱节，工作任务能级分工"上下一般粗"，地方疾控机构除了逐级向国家级机构按法律法规填表报送数据外，无任何法律责任和行政管理责任归属。现行的体系建设主要围绕单病种开展，使学科综合发展不平衡，卫生防病综合能力不强。现行的传染病早发现方法、疾病监测预警技术、防病适宜技术、流行病学史调查分析能力、不明致病因子检测技术、健康大数据分析运用技术等，特别是突发公共卫生事件应对机制，不适应新时代需求。目前我国机构设置及行政规范都是以部门分隔设立，各地均以国家卫生行政部门的设置安排，从上到下以条线执行。医疗、疾控和基层行政管理部门各自为战，没有形成"统筹、融合、一体化管理"的格局。

（3）信息化建设滞后。近年来在卫生信息化建设中，公共卫生信息化建设进度明显滞后，做不到互联互通。从国家层面来看，还是依靠2003年"非典"后建立起来的中国疾病预防控制信息系统，该系统主要还停留于各类传染病信息报告，使用权限基本都在国家层面，省市县各级都不能真正利用这些数据，无法形成及时、有效的分析结论。而各级疾病预防控制所涉及的包括疾病监测、预防接种、卫生应急管理、慢性病防治等工作，均未能建立起自上而下（或自下而上）的信息系统。本次新型冠状病毒肺炎疫情抗击中，基层反映最突出的问题就是"表格抗疫"，重复繁重的填表任务，消耗了基层干部大量时间、精力，耽误落实迫在眉睫的抗疫工作。"表格抗疫"间接反映了疫情防控中的薄弱短板，信息化建设不充分、大数据运用意识不强、"互联网+"理念缺乏。

（4）各级部门应急管理乏力。地方政府的应急管理机构在突发事件中，指挥和决策过度依赖上级政府，本级"应急管理办公室"缺乏专业性和权威性，难以应对复杂的突发事件；各层级的应急预案模板化、同质化较为严重，导致预案的针对性和实用性不强；医院方面存在应急管理意识相对较弱、应急管理体系不完善、应急管理队伍不足等问题。

2. 针对以上存在的问题，专家提出的改进建议如下。

（1）加强公共卫生领域相关法律法规建设。建议研究制定公共卫生母法，明确公共卫生在我国的国民经济和社会事业发展中的法律地位，确定各级政府在健康中国建设和贯彻预防为主方针的法定责任，在全社会树立预防为主的理念。公共卫生立法要为现代化的疾控体系建设发展提供法律保证。及时修订《中华人民共和国传染病防治法》《突发公共卫生事件应急条例》《中华人民共和国野生动物保护法》等，尽快修订完善相关法规的实施细则和各项规章。落实推进国务院《关于改革完善医疗卫生行业综合监管制度的指导意见》，在加强执法、队伍建设、执法范围、经费保障等方面围绕新型冠状病毒肺炎发生时出现的新问题进行细化，并尽快组织实施。

（2）加强疾控机构管理体制机制建设。疾控机构应作为主导国家公共卫生安全的专业机构，切实承担国家公共卫生安全的管理和技术支撑，是各级党委政府实现疾病预防控制的主要实施者和管理者，应建立职责明确、能级清晰、运转顺畅、保障有力的疾控体系和较为完善的管理机制。健全适应我国国情的重大疫情和突发公共卫生事件应急响应机制，健全科学研究、疾病控制、临床救治的有效协同机制及公共卫生重大风险研判、评估、决策、防控协同机制。改革完善疾控体系的管理机制，跨部门、跨区域的管理协调机制，高效协同、无缝衔接的防治结合机制。健全适宜的人才队伍培养和财政投入的长效保障机制。

（3）改革和完善突发公共卫生事件应急处置体系。建立国家突发公共卫生事件应对和重大疫情防控的相对独立的应急体系。疾病预防控制中心应急工作直接对国家应急部负责，日常工作由疾病预防控制中心承担。包括制定预案、培训、演练、应急队伍管理、疫情监测、报告分析、预警预测等。一旦发现疫情，及时预警、评估、报告，迅速根据相关法律法规，按程序和能级启动应急响应。职能管理部门依据法律授权，指挥处置各项工作，包括调动跨区域医疗卫生资源，紧急征用社会资源等。

（4）加快建设现代化的信息系统。公共卫生大数据及信息系统是疾控体系现代化建设的重要组成部分，也是提升公共卫生服务能力的重要手段和依托。建议基于国家全民健康基础信息化建设，依托公共卫生服务体系的改革和完善，深度融合医疗服务、公共卫生基础信息，运用区块链、大数据、人工智能、云计算、物联网等技术，紧密围绕"精准全维度大数据实时采集体系""疾病监测与流行规律人工智能深度学习体系""大数据云计算智能预警预测体系"和"应急保障统一资源管理和调配体系"，在常态化监测、疫情预警处置、趋势预测研判、传染源追本溯源、资源调配和防控救治方面发挥重要支撑作用。依托国家全民健康信息平台，以电子病历、健康档案以及全员人口数据库为基础，在信息安全、标准规范、运行维护保障体系支撑下，健全和完善覆盖全国的疫情报告监测预警及其突发公共卫生事件信息网络体系。构建公共卫生云平台及疾病控制业务应用系统，实现疾病动态监测预警处置、儿童接种疫苗的全流程管理、健康危害因素监测与评价、职业健康、妇幼保健、综合监督服务等一系列基于平台开展的业务应用。通过公共卫生云平台，建立面向公众的公共卫生信息服务，让老百姓真正体会到信息化带来的便利，从而提升公共卫生服务的及时性、便捷性和公平性，提高群众的满意度。

（5）加强各级部门应急管理队伍建设。地方政府的应急管理机构在突发事件的指挥和决策过程中不能过度依赖上级政府，要准确把握卫生事件的特点，提升本级"应急办"的专业性和权威性。广大医院应根据自身问题，借鉴相关经验，不断完善突发事件的应急管理体系，增强应急管理意识，提高突发公共卫生事件快速反应能力和协调水平；要提升物资供需匹配和应急医疗救治能力；要推进防控与科研相结合，完善疫情防控医学研发机制；要提高各层级各部门的应急预案针对性和实用性等。

（张广清　宋慧娟）

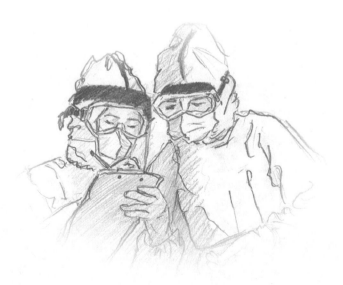

第二章
工作方案

为了科学应对突发公共卫生事件，提高应急管理的快速反应能力和整体协调水平，根据国家和各省卫生健康委员会关于疫情防控的各项工作要求、规定、诊疗方案等制定应急管理工作方案十分必要。在护理工作方面，应包括护理人力的紧急调配、应急状态下的人员培训、防护物资的管理等，以确保科学防控疫情、高效有序开展工作。

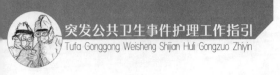
第一节

突发公共卫生事件医院应急管理工作方案

2019年底，我国湖北省武汉市出现新型冠状病毒肺炎疫情。短时间内，疫情迅速蔓延至全国多省市，国家立即启动了突发公共卫生事件应急管理，全国多地启动特别重大突发公共卫生事件Ⅰ级响应。截至2020年3月初，国家卫生健康委员会组织制定并不断更新了七版《新型冠状病毒肺炎防控方案》，明确了健全防控机制、科学划分疫情风险等级、分区分级精准防控、病例与突发事件报告、流行病学史调查、标本采集与检测、病例救治、院内感染预防控制、密切接触者的追踪和管理、重点场所机构及人群的防控、特定场所的消毒、宣传教育与风险沟通、专业人员培训和相关调查研究等方面的工作要求。下面以国内某三甲医院应对新型冠状病毒肺炎为例介绍突发公共卫生事件医院应急管理工作方案。

某三甲医院突发公共卫生事件应急管理工作方案

为科学应对突发公共卫生事件，提高应对事件的快速反应能力和协调水平，维护医院正常的医疗、教学、科研、后勤保障秩序，保障医院安全、文明、祥和的生活秩序，最大限度地减少人员伤亡、财产损失，根据国家有关规定和上级有关要求，结合医院工作实际，制定本方案。

一、工作目标

通过健全机构、规范流程、强化培训、模拟演练、有效应急、督查落实来明确在突发公共卫生事件发生时医院各有关部门及人员的职责和任务，加强相互间的协调和衔接，提高应急处置能力，保障人民群众的身体健康和生命安全，维护正常医疗秩序。

二、管理组织及工作职责

为正确、及时应对突发公共卫生事件，提高应对质量和保证应急工作迅速有效地展开，医院成立突发公共卫生事件应急管理办公室。

（一）管理架构

组　　长：

副组长：

成　　员：

秘　　书：

（二）工作职责

1. 负责医院的日常应急管理工作并协调做好全院各类应急处理行动。

2. 据疫情发生的地域范围、流行趋势、收治病例数、传播速度及对医院的影响，对疫情及时做出判断，确定响应等级。

3. 按响应等级部署各职能小组，统一开展突发公共卫生事件防控工作。

4. 组织相关部门制定应急预案，并按预案要求，组织院内相应部门和人员做出积极应对。

5. 按照预案，做好各类物资保障工作，组织相关部门开展应急演练，并根据演练情况及时改进各项工作。

6. 根据相关法律法规和规章授权发布或报告相关应急信息。

三、应急程序（图2-1）

四、保障机制

1. 制订并完善医院突发公共卫生事件应急预案，明确组织架构及分工。

2. 建立医院感染防控督导员（简称"感控督导员"）制度，详见附件2-1。

3. 确定各职能小组成员名单并定期对所有人员的联络方式进行更新和维护。发生突发公共卫生事件时，所有人员必须保持通信联络畅通，发布应急响应等级后及时开展相关工作。

4. 应急物资、抢救设备和耗材等专人管理，定位放置，定期检查，保证各类医疗设备、器材性能良好，处于备用状态。

5. 定期对应急医疗小组成员进行应急演练，提高人员素质，确保完成任务。

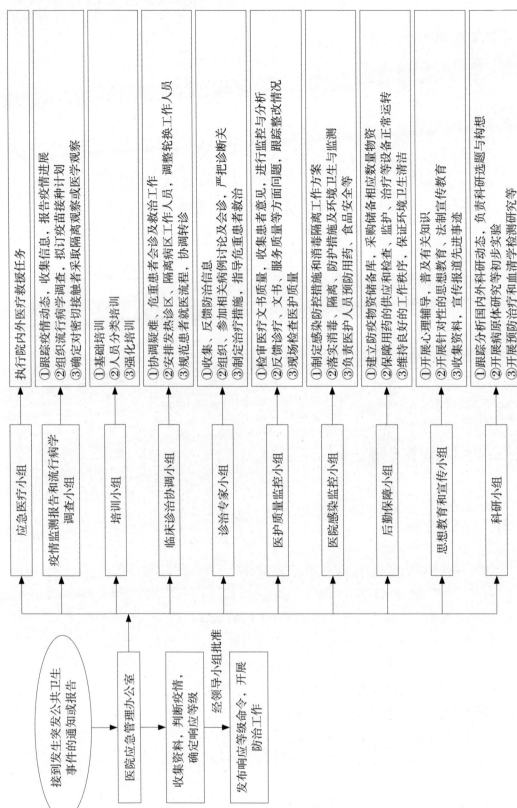

图2-1 应急程序

五、工作考核

1. 医院将突发公共卫生事件的应对工作纳入主要负责人年度绩效考核范围，健全责任追究制度。

2. 应急响应结束后，应急管理办公室要组织对突发事件应对工作进行调查评估，根据调查评估结果，对相应的责任人进行奖惩。

3. 应急管理办公室要根据突发事件应对情况进行总结与分析，及时组织完善、改进相应的应急预案。

4. 有下列情形之一的，对主要责任人、负有责任的主管人员和直接责任人员给予行政处分。

（1）未按规定及时采取控制措施的。

（2）未履行突发事件监测职责的。

（3）不服从指挥调度的。

（4）在事件调查、控制、救治工作中玩忽职守、失职、渎职的。

5. 有下列情形之一的，由医院予以批评教育。

（1）捏造或歪曲事实，故意散布谣言或以其他方法煽动扰乱医院秩序的。

（2）谎报疫情，制造混乱的。

（3）散布谣言、扰乱工作和生活秩序的。

（4）突发事件发生后，有关责任人未及时到现场处置造成损失的。

六、工作要求

（一）领导重视

各级领导要对此项工作高度重视，逐级明确责任，建立相应方案，切实做到领导到位、措施到位、人员到位，决不能因为工作失误或麻痹大意贻误时机。

（二）发挥堡垒作用

在日常工作中，要经常做好党员干部和群众的思想教育工作，时刻保持高度警惕，随时准备应对突发公共卫生事件的处置工作。

（三）加强重点部位的监控

要安排各重点部位和重点要害的监控，特别是加强网上舆情监控，对有害信息及时

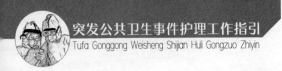
清除或屏蔽，加强信息的整理收集。发现有害信息要及时处理并上报主管部门和宣传部门。

（四）加强团队协作

做到统一部署、密切配合、协同作战，发挥整体作战的合力。

医院感染防控督导员制度

为进一步强化医院感染防控工作，确保各项措施有效落实，建立感控督导员队伍，逐步完善运行机制，精准、实时监测和指导隔离病区等高风险区域工作人员防护工作，避免发生职业暴露，督导医院各病区（房）、科室做好感染防控工作，最大限度地确保医护人员与患者的健康和生命安全。

一、定义

感控督导员是指经过相关培训，参与医院感染防控的监督与管理工作，能发现并纠正医院感染防控（以下简称"感控"）工作中存在的问题及医疗活动中个人防护、操作等存在的感染隐患，指导处理职业暴露风险，推进提高医疗质量并确保医务人员的安全。

二、队伍建设

1. 按照《病区医院感染管理规范》（WS/T510—2016），病区应建立职责明确的病区医院感染管理小组，负责病区医院感染管理工作。病区负责人为本病区医院感染管理第一责任人，医院感染管理小组人员包括感控医师和感控护士等。

2. 感控督导员属于其余感控专（兼）职人员，不能由医院感控管理部门的专职人员担任，原则上从病区医院感染管理小组中的感控医生、感控护士中择优录取，经培训合格后开展工作。

3. 感控督导员队伍设1名组长，组长可由医院感控管理部门负责人兼任。感控督导员队伍在院长的直接领导下开展工作。

4. 人员要求。

（1）具有一定的医疗、感控及相关医学专业技术背景。

（2）经医院感控专业知识培训并合格后上岗。

（3）具有较强的业务素质、能力，熟悉掌握感控工作的各项制度和标准。

（4）有较高的工作热情，工作认真细致，有较强的社会责任感。

三、工作职责

1. 通过实时监控系统等观察、指导隔离病区的工作人员正确穿戴和摘脱防护用品，发现问题及时纠正。

2. 指导隔离病区医务人员按要求做好安全防护，督促医务人员做好手卫生。

3. 通过实时监控系统等观察、监督和纠正医务人员在隔离病区进行各项操作行为时的危险因素。定期或不定期进入隔离病房，现场检查工作。

4. 监测隔离病区医护人员职业暴露情况，发生职业暴露时及时干预，指导医护人员紧急进行有效处理，评估暴露风险并及时上报。

5. 通过实时监控系统等随时与隔离病区（房）内的医护人员保持联系，观察医护人员的行为和精神状态，及时缓解医护人员的紧张情绪。

6. 定期检查负压病房各区域负压值参数。

7. 督导落实空气、物体表面（简称"物表"）、环境消毒和医疗废物处理等工作。

8. 每天对医院内各科室医务人员的防护情况及感控危险因素进行监督和巡察，积极反馈问题，提出改进意见或建议。

9. 收治疑似或确诊患者的隔离病区要实行感控督导员轮班制，24小时值班。

四、组织保障

1. 定期对感控督导员开展相关知识培训及考核，定期组织应急演练活动，不断提高感控督导员知识能力水平。

2. 建立一支相对稳定的感控督导员队伍，充分发挥其监督作用，不断完善人员能力评价制度，探索与绩效考核制度紧密衔接的管理办法，不断提高整体感控能力。

3. 建立感控督导员会议和活动机制，定期组织召开会议或座谈会，畅通感控监督结果的沟通与反馈渠道，总结成效，分享工作经验。

4. 在隔离病区相应区域建立完善的视频监控和语音对讲系统，便于感控督导员通过监控终端，协助及指导工作人员正确穿脱高、中风险防护用品，指导医务人员操作，尽量减少感控督导员进入高风险区域，进一步降低医务人员感染风险。

五、附各类督导检查表（附表1至附表4）

附表1　预检分诊点感控督导检查

项目	内容与要求	检查情况
预检分诊点感控情况	1. 应设置相对独立的预检分诊点	
	2. 设立在门诊、急诊醒目位置，标识清楚，通风良好，流程合理，具有消毒隔离条件	
	3. 备有医用外科口罩、体温表或体温计、流水洗手设施或手消毒液（不可使用仅含氯己定成分的手消毒液）、患者基本情况登记表、医疗垃圾桶	
	4. 个人防护：穿工作服、戴工作帽和医用外科口罩，每次接触患者后立即洗手或进行手消毒	
	5. 有预检分诊流程图，且预检分诊点工作人员熟知流程并掌握相关问诊内容	
	6. 各门诊分诊点和门诊医生熟知预检分诊流程并掌握相关问诊内容	
	7. 预检出的可疑患者，应由预检分诊点的工作人员陪送到发热门诊	
	8. 陪送路线图及陪送人员的个人防护（穿隔离衣、戴工作帽、N95口罩和清洁橡胶手套）	
	9. 物表和物品的消毒	

附表2　发热门诊感控督导检查

项目	内容与要求	检查情况
发热门诊感控情况	1. 远离其他门诊、急诊，设置独立区域，出入口与普通门诊、急诊分开，要设立醒目的标识。内设挂号、诊室、隔离观察室、卫生间等。设置独立的医护人员工作区域和医护人员专用通道	
	2. 制定实操性强的预检分诊、工作人员防护、环境物表和物品消毒、污物处理等指引并落实	
	3. 制定胸片检查的陪送路线图及陪送人员的个人防护标准	
	4. 制定护送隔离病区或转院的患者交接流程图，且要求交接人员须在隔离病区或接收指定区域脱摘防护用品	
	5. 发热门诊工作人员上岗前须接受医院感控相关知识及防护用品的正确穿脱流程操作和手卫生培训，并经考核合格方能上岗	
	6. 检查发热门诊工作人员是否熟知预检分诊的流程并掌握相关问诊内容	
	7. 检查个人防护用品的配备并在有效期内	
	8. 考核发热门诊工作人员的防护用品穿脱流程操作	
	9. 检查各个区域空气、物表、地面、物品消毒及终末消毒的落实情况	
	10. 清洁工具的管理	
	11. 医疗废物处置管理	

附表3　普通门诊感控督导检查

检查项目	检查情况
1. 门诊大厅预检分诊情况	
2. 各分诊台预检分诊情况	
3. 门诊医师是否一人一诊室	
4. 门诊医师是否对患者的流行病学史进行调查	
5. 心电图、超声等医技科室医护人员是否对患者的流行病学史进行调查	
6. 医务人员个人防护情况	
7. 医疗废物处置情况	
8. 是否开展全员培训及应急演练	

附表4　普通病区感控督导检查

检查项目		检查结果
1. 对陪护的管理	有无对陪护进行监测	
	对陪护的更换有无规定	
2. 入院筛查表的填写	有无填写	
	填写是否完整	
3. 疑似留院观察（简称"留观"）病例的管理	是否有1~3间病房作为留观隔离用	
	留观隔离的选址是否合适	
	隔离是否符合标准	
	人员防护是否到位	
4. 人员的防护	是否符合标准预防	
5. 工作人员体温记录	是否详细记录（每天询问健康情况）	
6. 医疗废物处置情况	是否符合相关要求	
7. 人员培训	是否开展全员培训及应急演练	

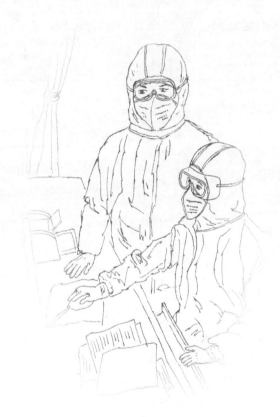

突发公共卫生事件护理应急管理工作方案

　　突发公共卫生事件护理应急管理方案是在卫生健康委员会、医疗卫生机构、医院整体应对突发事件的基础上，针对护理工作的专业性、特殊性而制定的。适用于接到发生突发公共卫生事件通知或报告，医院启动应急工作后，护理部门开展的应对准备和应急防治、处置工作。下面以国内某三甲医院应对新型冠状病毒肺炎为例，介绍突发公共卫生事件护理应急管理工作方案。

一、组织架构

（一）应急工作护理领导小组

　　1. 人员构成。

　　（1）组长：主管护理工作院领导。

　　（2）副组长：护理部主任。

　　（3）组员：护理部干事及各临床科室护士长。

　　2. 工作职责。

　　（1）组长、副组长：关注、掌握突发公共卫生事件的进展，授权启动护理防控应急方案，调整护理工作重点；组织修订应急处理措施、护理工作制度和流程；合理进行护理人力分配和防控布局；指导、协调护理职能小组工作。

　　（2）护理部干事：负责处理突发公共卫生事件应急的日常事务，传达护理领导小组指令，发布护理防控应急方案及护理工作制度、流程；收集、整理突发公共卫生事件的相关资料，记录全院防控护理日志。

　　（3）科室护士长：实施护理应急方案，执行护理工作制度和流程；组织防控理论与技能培训；检查、督导应急处理措施落实到位；定期汇报防控护理工作进展情况；积极援助其他部门工作。

（二）应急工作护理职能小组

1. 护理专家小组。

（1）人员构成：突发公共卫生事件涉及专业的护理专家或专科护士。

（2）工作职责：指导疑难、危重患者护理工作，落实护理会诊、疑难病例讨论制度，协助护理计划的制订及措施的落实；收集有关信息，及时向护理领导小组反馈，修订相关应急处理措施。

2. 护理培训小组。

（1）人员构成：护理教育培训小组成员和医院职能部门管理人员。

（2）工作职责：开展多种形式的培训，使全院护理人员掌握突发公共卫生事件应急的基本知识和技能、治疗和护理要点、防控措施及消毒隔离防护知识等；组织学习相关法律、法规及防治工作指引等，依法防治、科学防治。

3. 护理质控小组。

（1）人员构成：护理质量控制小组成员。

（2）工作职责：检查督导防控护理应急方案及护理工作制度、流程的实施；发现护理质量、服务质量等方面的问题，及时反馈科室，跟踪整改情况；向护理领导小组提出改进意见和下一步工作设想。

二、保障机制

1. 根据医院突发公共卫生事件应急管理方案制订突发公共卫生事件护理应急管理方案，并严格遵照执行。

2. 护理部负责应急工作护理领导小组、护理职能小组成员名单及所有人员的联络方式的及时更新和维护。

3. 突发公共卫生事件时护理领导小组及职能小组所有人员必须保持通信联络畅通，收到通知后及时开展相关工作。

三、应急程序（图2-2）

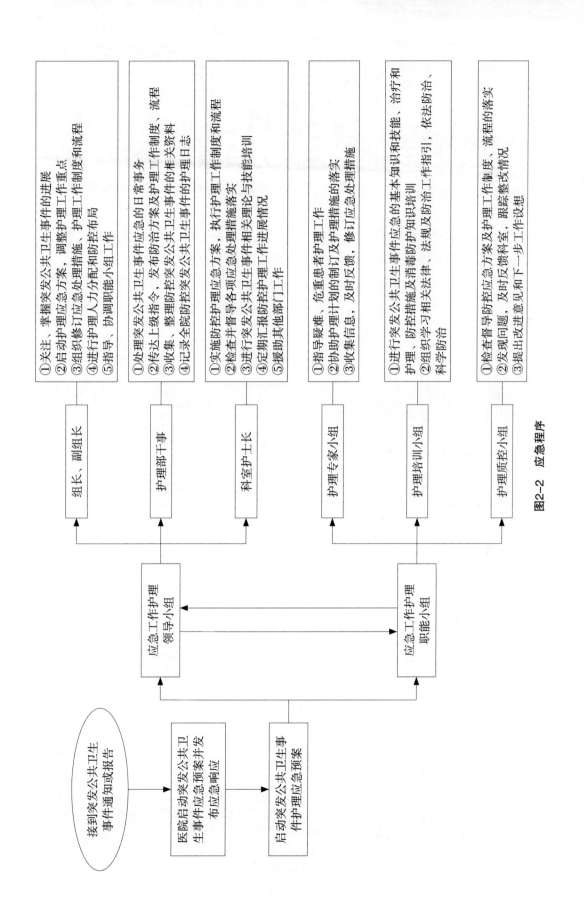

图2-2 应急程序

第三节

应急状态下的护理人力资源管理方案

为科学、快捷调度全院护理人力，高质量完成各项防控任务，同时保障普通患者的医疗质量与安全，确保双轨运行顺畅有序，由护理部全面负责护理人力调配工作，建立应急状态下的护理人力资源管理工作方案。

一、护理人力需求评估

（一）外派医疗队

上级部门下达的外派医疗队的护理人力数量和人员具体要求。

（二）疫情紧急救治任务

急诊预检分诊工作量、感染科（含发热门诊、病房、重症监护病房、负压病房）工作量（包括疑似和确诊患者数量、疫情发展趋势研判等）。

（三）医院其他患者工作量评估

门诊预检分诊工作量、医院各病区现有患者总数及护理工作量。

（四）全院护理人力数量和结构评估

急诊科、感染科、呼吸科、重症医学科、各专科ICU（重症监护病房）等重点病区护士、感控护士、全院有重点病区轮转经历的护士数量及其工作年限、职称、职务分布。

二、确定调配优先等级

根据工作任务和护理人力现状评估结果，确定护理人力调配优先等级（表2-1）。

表2-1　全院各部门护理人力调配优先等级

护理人力调配优先等级	部门
一级	外派医疗队
二级	感染科（含病房、重症监护病房、负压病房）、急诊预检分诊、发热门诊

续表

护理人力调配优先等级	部门
三级	急诊科、门诊部、呼吸科、重症医学科、胸外科
四级	其他病区

三、紧急调配管理要素

（一）组建护理人力资源库

人员标准：身心健康，相关专业工作年限≥2年，年龄<50岁；护士占20%，护师占40%，主管护师占30%，副主任护师及以上占10%。专业构成：呼吸、感染、重症医学、急诊、心理、感控等。根据人员结构和数量组建若干批次应急梯队，以满足外派医疗队和一线人员轮替的需求。

（二）遵循的调配原则

紧急状态下全院护士必须无条件服从护理部调配。遵循统筹兼顾的原则，科学平衡紧急救援任务与常规任务的人力需求；根据疫情发展和护士的数量、结构、身心负荷，及时动态调整人力；根据防护物资、人力数量、排班模式等情况，确保护理质量与人员安全；在保证质量和安全的前提下实现护理人力使用效率的最大化。

（三）精准、科学、快速调配

1. 流程一：病区护士长申请→科护士长在大科内调整，缺额报护理部→护理部在人力资源库内调配。

2. 流程二：护理部根据全院情况统一调配→科护士长大科内调整。

四、前线人员的排班与轮替

根据疫情发展和护理人员的数量、结构、身心负荷，及时动态调整人力，确保护理质量与护理人员安全。

1. 根据工作量进行弹性排班。在人力配置充足情况下，每周工作20~24小时，每天工作4~6小时，最好工作一天、休息一天交替进行。

2. 前线人员每20~30天为1个工作周期，一周期结束便从人力资源库内调第二梯队进行替换，替换下来的人员安排在指定生活区内休息14天，确保护理人员有良好的休息和调节心理状态的时间。若护理人员出现不适或心理状态异常的情况时，立即进行轮替，减少感染的风险，彰显护理管理的人文关怀。

第四节

应急状态下的护理人员培训方案

在突发公共卫生事件中，护理人员是密切接触患者的高危人群，其应对疫情的能力直接关系到患者能否得到快速有效的救治、能否确保自身安全。因此为护理人员提供针对疫情的专项培训尤为重要。

一、培训目标

护理人员掌握相关法律法规知识，掌握传染病诊疗知识及相关防护知识。提高护理人员的应急处理能力、评估观察能力、风险防范能力及团队合作能力。

二、培训内容

根据传染病流行病学特点和一线抗疫护理人员的知识需求制定科学化、规范化的培训课程。

（一）法律法规知识

如《中华人民共和国传染病防治法》《中华人民共和国突发事件应对法》《突发公共卫生事件应急条例》等。

（二）传染病相关知识

如传染病的诊疗方案及医院防控指挥部下发的最新文件，不断了解疫情新动态、诊疗与护理的新知识。

（三）医院感染防护知识

包括消毒隔离制度与技术、个人防护技术、高风险操作职业防护知识等。

（四）心理素质培训

包括对自身的心理调节方法和对患者及家属的心理疏导方法。

（五）应急预案演练

医疗救治工作的各种应急预案。

三、培训师资

（一）基础培训

科室教学组长和感控护士为主要培训师资。

（二）人员分类培训

护理培训小组成员为主要培训师资。

（三）强化培训

感控办公室人员为主要培训师资。

四、培训方式

（一）线上培训

首先采用线上培训方式，组织专家线上授课、录制操作视频以网络直播、在线点播等方式进行培训，护理人员只需签到学习、考核即可。

（二）线下培训

主要用于防护技能培训。因传染病的流行病学特点，线下培训不作为主要培训方式。可能接触传染病疑似患者或确诊患者的科室必须进行线下培训时，需选择空旷、通风的环境，严格进行环境消毒，参加培训人员均须做好个人防护措施。

五、实施要点与考核

（一）注意感控

充分利用信息化手段保障疫情防控期间培训工作正常有序开展。以企业微信平台为基础进行线上+线下结合培训，一线抗疫人员及培训师资采用现场培训与实战演练，其他医

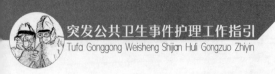

务人员通过观看线上直播及视频回看进行学习，避免培训造成的人员集中。

（二）严格监控培训效果

线下培训防护技术时，两两分组互相监督检查，同时有督导专家通过线上的形式督查是否合格。

（三）考核

线上考核诊疗知识、感控防护知识等，线下考核防护技术。要求人人过关，分数达到100分为合格，不合格者需补考，不限补考次数，直至合格为止。

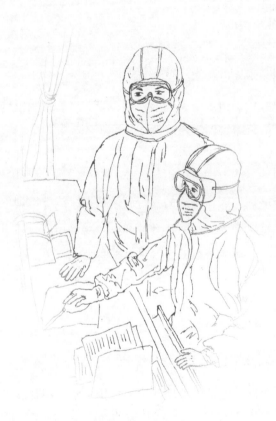

应急状态下的防护物资管理方案

为了科学管理突发公共卫生事件时期的卫生应急物资，确保医务人员防护到位，确保防护物资按需分配、高效使用、减少浪费，建立应急状态下的防护物资管理方案。

一、防护物资管理工作职责和流程

防护物资管理工作由医院应急管理办公室统一领导，医务处、护理部负责确定各部门防护物资使用级别和标准，评估物资需求量；药材器械库负责管理发放防护物资；各科室护士长负责病区的防护物资申领及使用。各部门工作职责及工作流程见图2-3。

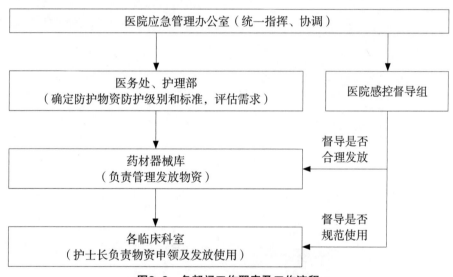

图2-3　各部门工作职责及工作流程

二、防护物资需求评估要点

1. 评估医院现有防护物资种类、数量与质量。
2. 根据疫情救治任务预估全院防护物资需求。
3. 确定防护物资调配优先等级：按医院各分区（发热门诊、隔离病房、负压病房等）实际收治患者数、工作量、工作人员数量，确定各区域防护物资调配优先等级。不同诊疗场所、诊疗活动的防护级别及防护标准详见第五章第一节。

三、防护物资应急管理原则

1. 根据疫情评估结果，动态调整防护物资种类、数量等储备，综合协调，统一管理，优先保证外派医疗队、院内重点科室的患者救治。

2. 根据病房实际收治患者数、工作人员数量、工作量、可能产生气溶胶的操作量等，结合防护等级按需配发防护物资。

3. 遵循"保重点区域、保重点操作、保重点患者"原则进行防护物资发放。

4. 防护物资落实专人管理，定点、分类放置，登记造册，班班交接。

5. 倡导厉行节约，避免防护过度，杜绝浪费。

（宋慧娟　张广清　杨娟）

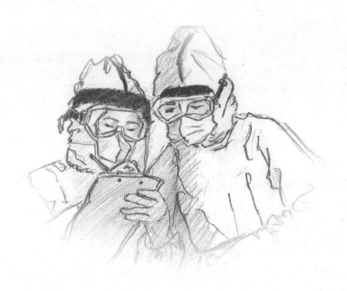

第三章

工 作 流 程

在突发公共卫生事件期间，根据《医院感染管理规范（试行）》《医疗机构感染预防与控制基本制度（试行）》等文件要求，制定规范的工作流程，以保证医院内应急系统及各相关部门有效衔接，确保降低医院内交叉感染的风险，降低相关传染病病源对环境的污染，确保科学防控疫情、有序开展医疗工作。

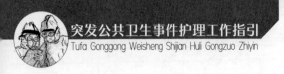

第一节

门诊预检分诊工作流程

门诊作为来院患者就诊的第一场所，在突发公共卫生事件期间，提高预检分诊能力，做好预检筛查对医院防控工作起着至关重要的作用（图3-1）。

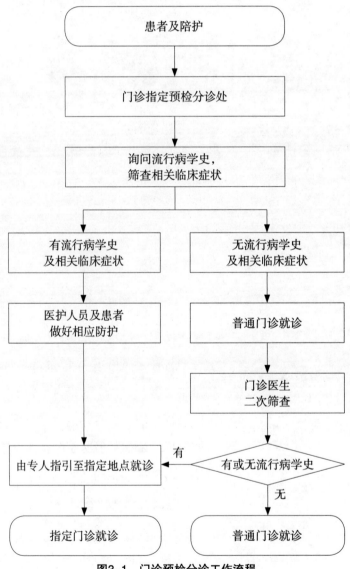

图3-1　门诊预检分诊工作流程

第二节

急诊工作流程

根据突发公共卫生事件防控需要及相关文件要求，急诊科成立应急防控组织，以"预防为主、防治结合、科学指导、及时救治"为原则，建立预警机制，制定突发公共卫生事件期间的工作流程，明确各区域的工作重点，确保急诊和急救工作科学、规范、有序开展。

一、分诊区工作流程

突发公共卫生事件期间，急诊作为医院接诊患者的第一个重要关卡，做好防控工作，制定并细化急诊预检分诊流程，有效守住"第一关"尤为重要。特殊时期，急诊预检分诊护士应该实施二级防护，而急诊预检分诊工作有别于常规模式，疫情期间封闭急诊科其他入口，设置室外预检分诊台，形成单通道入口，并在预检分诊台处设置医用红外线测温门，对就诊患者及陪同人员进行体温监测，体温异常者应使用水银体温计复测体温，根据体温及询问的相关流行病学史对患者进行分流指引。此外，一方面，在急诊预检区合理划分候诊区域，疫情期间有流行病学史或有相关临床症状的患者在等候时，分诊护士对其进行相对隔离，避免交叉感染；另一方面，在患者经过筛查后，进入诊区就诊或候诊时，分诊护士应严格执行"一人一诊一室"及"一人一陪"的制度，保证诊室工作有条不紊地开展（图3-2）。

二、院前急救区工作流程

（一）院前急救出诊工作流程

院前急救是急诊科常规工作之一，但存在多变性和复杂性，在突发公共卫生事件期间，风险更高，出诊人员接到出车任务时，必须仔细询问相关流行病学史，以区分疑似患者或非疑似患者的出诊接诊工作，根据实际情况进行人员防护准备和选择相应的工作流程。在接诊疑似患者的过程中，应注意区分普通救护车和负压救护车的操作要点，使用普通救护车接诊时，应将医疗舱所有窗户打开通风，同时注意为患者保暖；如使用负压救护车，则应保证所有医疗舱的窗户都关闭，保证负压系统的正常运行；无论是在普通救护车

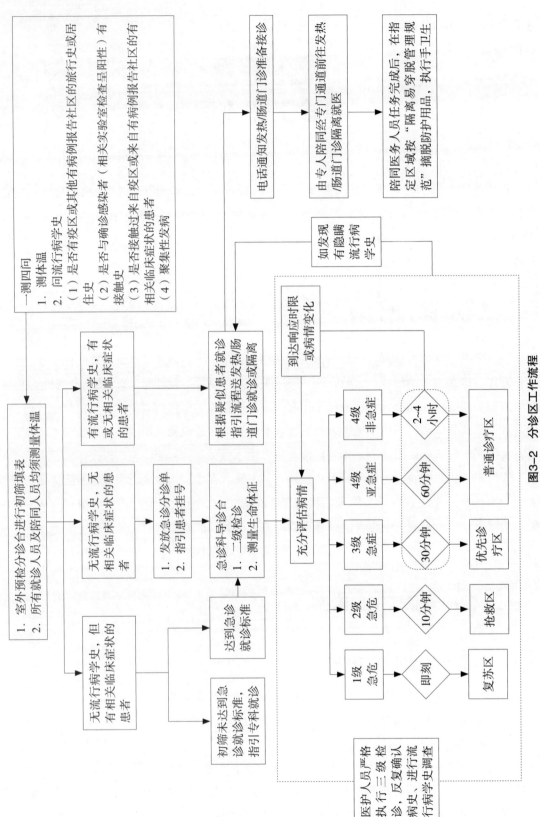

图3-2 分诊区工作流程

还是负压救护车接诊过程中，都应该严格执行"一人一车"的隔离制度。另外，在院前急救出诊期间，要严密观察患者的生命体征，如有病情变化及时抢救（图3-3）。

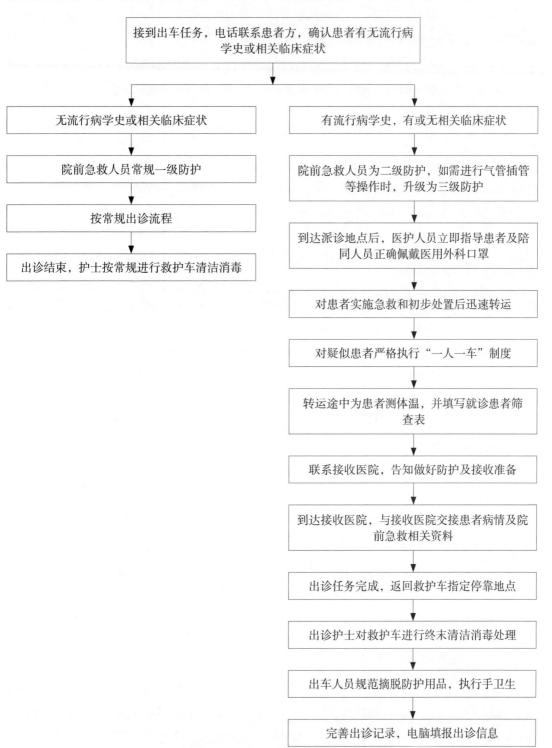

图3-3 院前急救出诊工作流程

（二）负压救护车工作流程

在突发公共卫生事件期间，急诊科常常需要承担确诊患者的转诊或转院治疗的任务，在院前转运过程中，防护措施落实不到位，就会造成不同程度的职业暴露甚至医院感染的爆发流行。因此，在呼吸道传染病患者转运工作中，尽可能使用转运用负压救护车或负压隔离舱，正确有效地使用负压救护车或负压隔离舱能有效避免医务人员发生交叉感染，也能有效避免传染源对环境的污染。

1. 负压救护车，即通过科学技术，降低救护车内的气压，使空气单方向的由车外流向车内，再通过负压将车内的空气进行无害化处理后排出，最大限度地阻止了病原体传播，降低了医务人员交叉感染的风险，减少了呼吸道传染性病源对环境的污染（图3-4）。

2. 负压隔离舱主要由密闭舱体、负压生成装置及空气过滤装置三大部分构成，舱体为相对密闭结构，由负压生成装置降低隔离舱内的气压，形成微负压，而且隔离舱的排气口配备了高效过滤空气净化系统，使患者呼出的气体经过净化处理后排出舱外，能有效降低呼吸系统传染性病毒对环境的污染和医务人员感染的风险。

此外，在转运过程中，医务工作人员应尽量处于上风口，并限制车内人员活动，保证转运的安全，如危重患者使用的是人工气道，应采用密闭式吸痰装置，以减少交叉感染的风险。

三、抢救区工作流程

（一）危重症患者抢救工作流程

急诊抢救室是收治急危重症患者的集中地，因受场地、环境等因素的限制，危重症患者多、病情急，且复杂多变，在突发公共卫生事件期间，成为医院防控的难点和重点。

突发疫情期间，抢救室设置24小时保安岗及门禁系统，严格限制探视，实施无陪护制度。同时，抢救室医护人员积极做好突发公共卫生事件期间的公告宣传，完善医、护、患沟通。如遇疑似患者，应立即启动应急预案，上报突发公共卫生事件工作指挥部，启用应急防护用品，在一级防护的基础上，升级为二级或三级防护。值得注意的是，对疑似或确诊危重症患者实施抢救的医护人员必须相对固定，不允许穿防护服往返于隔离病区和抢救区，增加感染的风险（图3-5）。

（二）疑似危重症患者转运工作流程

突发公共卫生事件期间，急诊危重症患者的院内转运过程的防控工作十分重要，须制定合理的工作流程，充分评估转运的风险，做好转运的人员及物资准备，确保患者转运途中的安全，减少在转运过程中产生感染的风险。转运过程中要严密观察患者生命体征，对危及生命的患者及时施救（图3-6）。

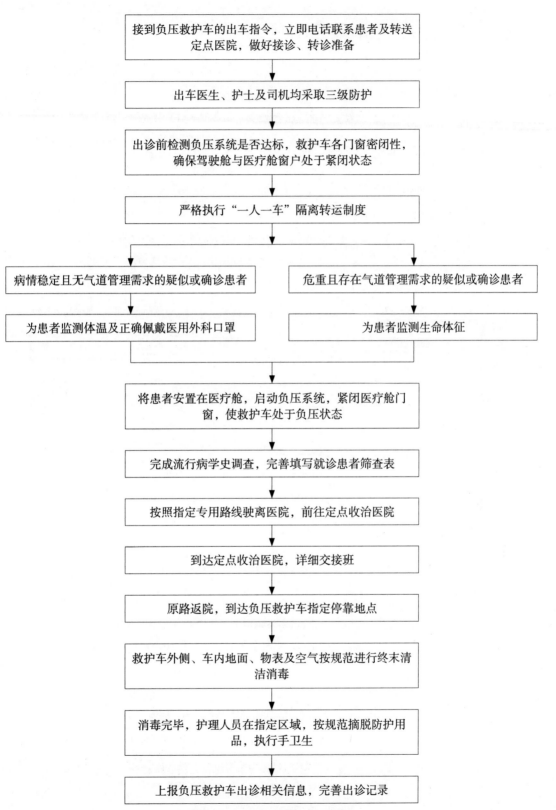

接到负压救护车的出车指令，立即电话联系患者及转送定点医院，做好接诊、转诊准备

↓

出车医生、护士及司机均采取三级防护

↓

出诊前检测负压系统是否达标，救护车各门窗密闭性，确保驾驶舱与医疗舱窗户处于紧闭状态

↓

严格执行"一人一车"隔离转运制度

病情稳定且无气道管理需求的疑似或确诊患者 ｜ 危重且存在气道管理需求的疑似或确诊患者

为患者监测体温及正确佩戴医用外科口罩 ｜ 为患者监测生命体征

↓

将患者安置在医疗舱，启动负压系统，紧闭医疗舱门窗，使救护车处于负压状态

↓

完成流行病学史调查，完善填写就诊患者筛查表

↓

按照指定专用路线驶离医院，前往定点收治医院

↓

到达定点收治医院，详细交接班

↓

原路返院，到达负压救护车指定停靠地点

↓

救护车外侧、车内地面、物表及空气按规范进行终末清洁消毒

↓

消毒完毕，护理人员在指定区域，按规范摘脱防护用品，执行手卫生

↓

上报负压救护车出诊相关信息，完善出诊记录

图3-4 负压救护车工作流程

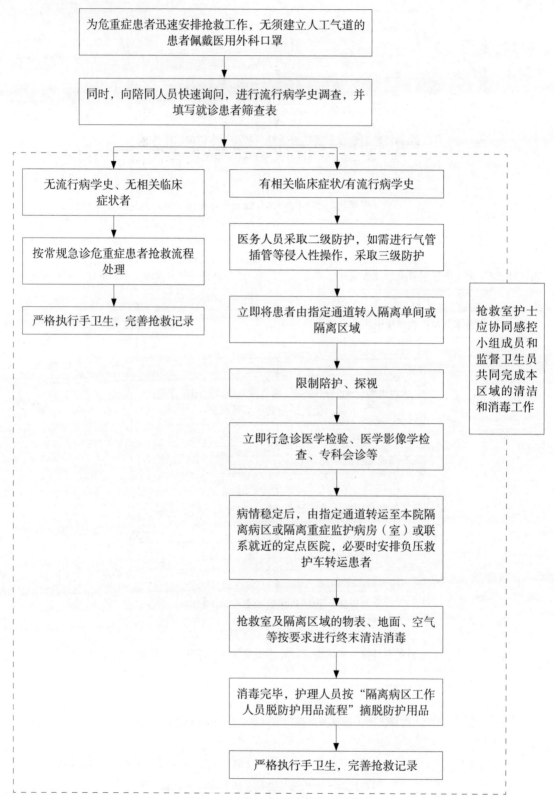

图3-5 危重症患者抢救工作流程

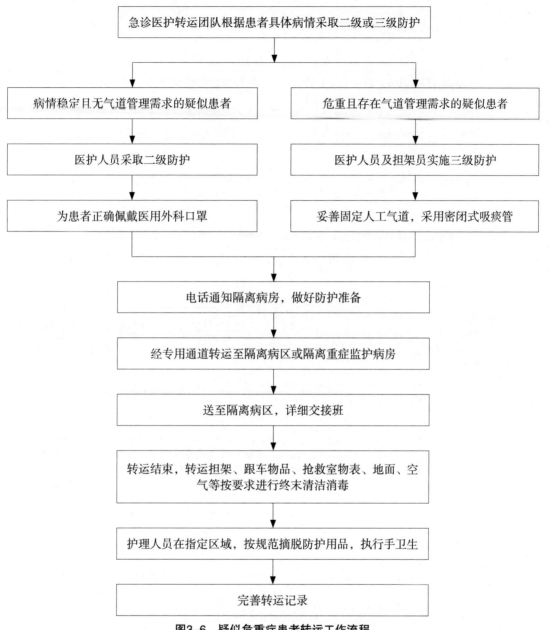

图3-6 疑似危重症患者转运工作流程

四、留观区工作流程

急诊患者具有多学科性、病情多变的特点，在确诊入院前需要多科会诊或等候检验检查结果，故有留观的需求，应做好留观期间的医院防控工作，切实降低医院内交叉感染的风险（图3-7）。

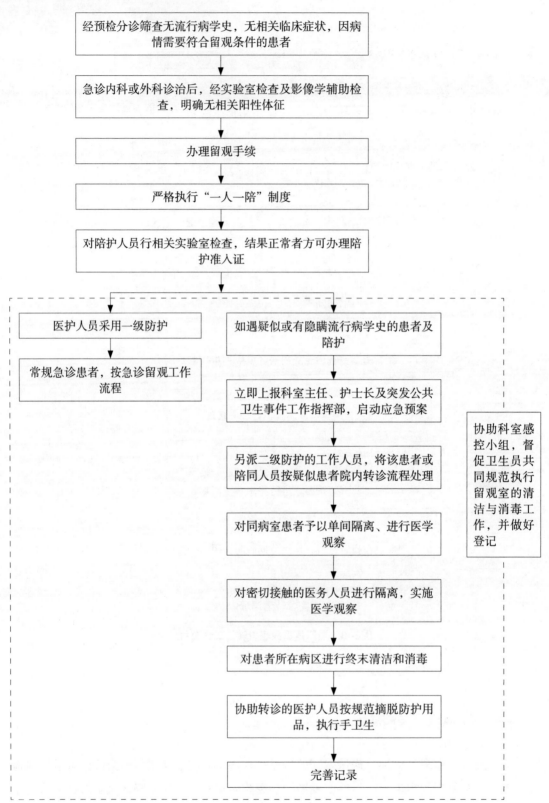

图3-7 留观区工作流程

五、急诊清创缝合室（小手术室）工作流程

在突发公共卫生事件期间，急诊清创缝合室承担外伤清创缝合的工作，存在体液、血液等容易形成气溶胶传播的风险，清创缝合室的防控工作也同等重要（图3-8）。

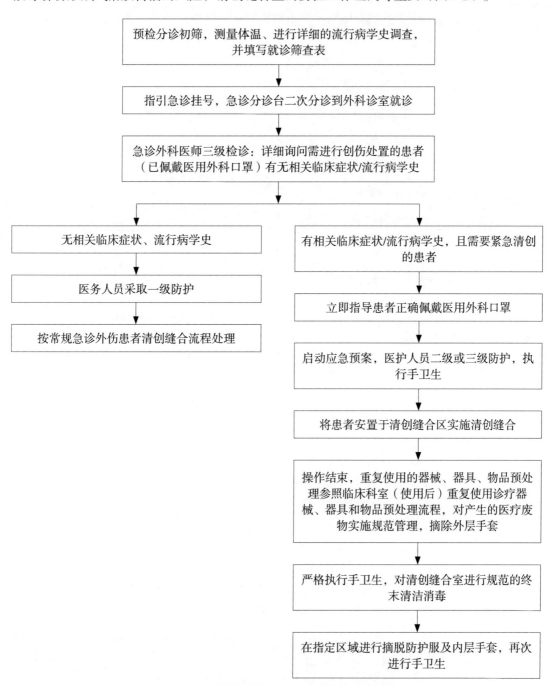

图3-8 急诊清创缝合室（小手术室）工作流程

六、急诊输液区工作流程

急诊输液室内人员流动性大、病种多，是传染病交叉感染的主要地点之一，因此要求急诊输液区域合理划分，设置相对隔离的区域供无流行病学史，但有相关临床症状的患者输液；另外，护理工作人员积极协助感控小组规范做好输液区感控工作，以确保输液区工作安全有序地进行（图3-9）。

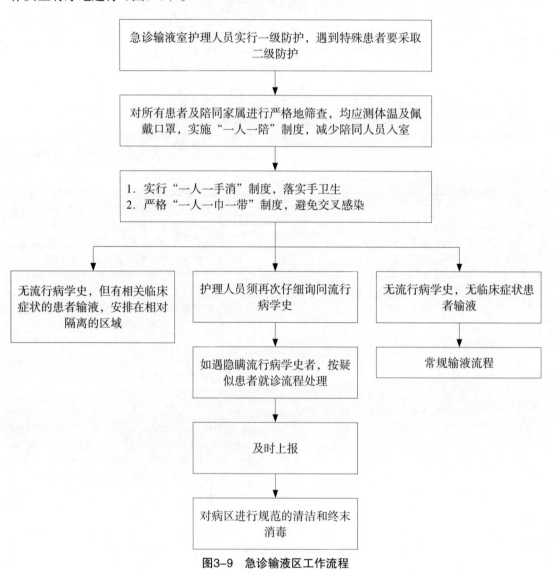

图3-9　急诊输液区工作流程

发热/肠道门诊工作流程

一、发热门诊工作流程

为了适应传染病防治和突发疫情的需求，按照《医院感染管理规范（试行）》《医疗机构感染预防与控制基本制度（试行）》等文件要求，为医护人员提供工作指引，制订发热门诊相关工作流程。

（一）发热门诊患者就诊流程（图3-10）

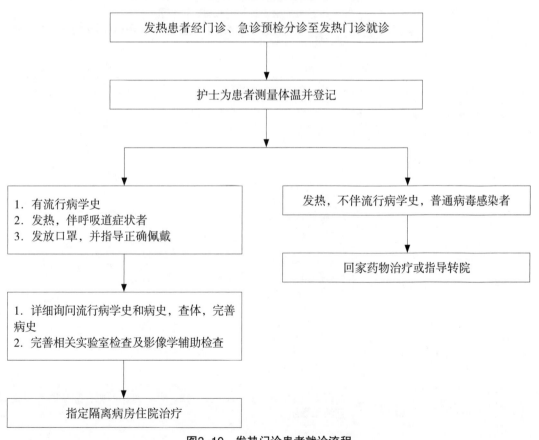

图3-10　发热门诊患者就诊流程

（二）发热门诊医护人员个人防护要求和流程

1. 穿脱防护用品流程（要点详见第五章第二节）（图3-11、图3-12）。

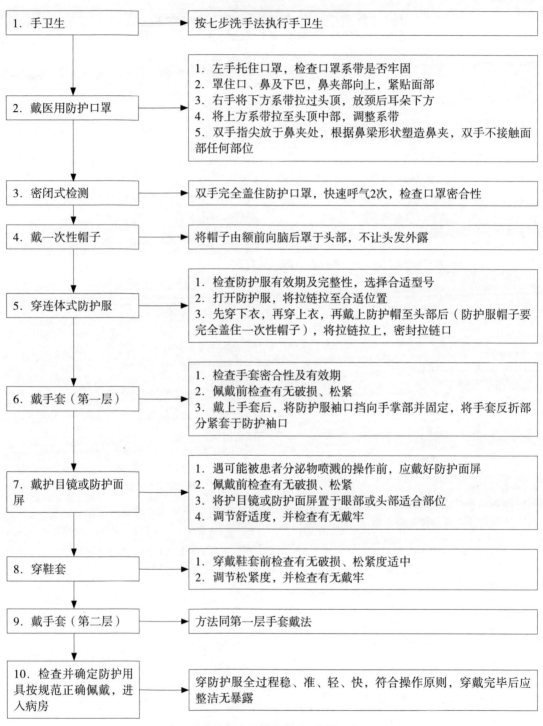

| 1. 手卫生 | 按七步洗手法执行手卫生 |

| 2. 戴医用防护口罩 | 1. 左手托住口罩，检查口罩系带是否牢固
2. 罩住口、鼻及下巴，鼻夹部向上，紧贴面部
3. 右手将下方系带拉过头顶，放颈后耳朵下方
4. 将上方系带拉至头顶中部，调整系带
5. 双手指尖放于鼻夹处，根据鼻梁形状塑造鼻夹，双手不接触面部任何部位 |

| 3. 密闭式检测 | 双手完全盖住防护口罩，快速呼气2次，检查口罩密合性 |

| 4. 戴一次性帽子 | 将帽子由额前向脑后罩于头部，不让头发外露 |

| 5. 穿连体式防护服 | 1. 检查防护服有效期及完整性，选择合适型号
2. 打开防护服，将拉链拉至合适位置
3. 先穿下衣，再穿上衣，再戴上防护帽至头部后（防护服帽子要完全盖住一次性帽子），将拉链拉上，密封拉链口 |

| 6. 戴手套（第一层） | 1. 检查手套密合性及有效期
2. 佩戴前检查有无破损、松紧
3. 戴上手套后，将防护服袖口挡向手掌部并固定，将手套反折部分紧套于防护袖口 |

| 7. 戴护目镜或防护面屏 | 1. 遇可能被患者分泌物喷溅的操作前，应戴好防护面屏
2. 佩戴前检查有无破损、松紧
3. 将护目镜或防护面屏置于眼部或头部适合部位
4. 调节舒适度，并检查有无戴牢 |

| 8. 穿鞋套 | 1. 穿戴鞋套前检查有无破损、松紧度适中
2. 调节松紧度，并检查有无戴牢 |

| 9. 戴手套（第二层） | 方法同第一层手套戴法 |

| 10. 检查并确定防护用具按规范正确佩戴，进入病房 | 穿防护服全过程稳、准、轻、快，符合操作原则，穿戴完毕后应整洁无暴露 |

图3-11 穿防护用品流程

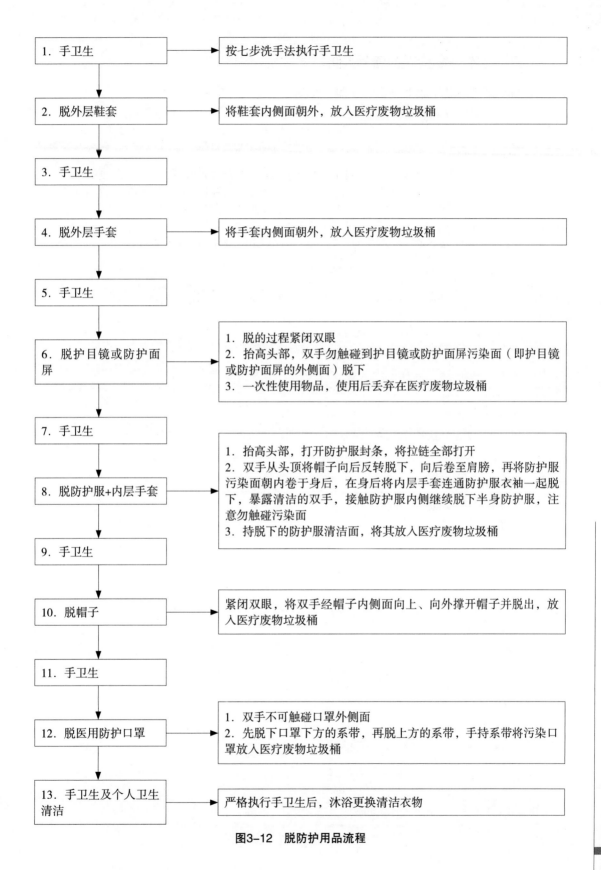

1. 手卫生	按七步洗手法执行手卫生
2. 脱外层鞋套	将鞋套内侧面朝外，放入医疗废物垃圾桶
3. 手卫生	
4. 脱外层手套	将手套内侧面朝外，放入医疗废物垃圾桶
5. 手卫生	
6. 脱护目镜或防护面屏	1. 脱的过程紧闭双眼 2. 抬高头部，双手勿触碰到护目镜或防护面屏污染面（即护目镜或防护面屏的外侧面）脱下 3. 一次性使用物品，使用后丢弃在医疗废物垃圾桶
7. 手卫生	
8. 脱防护服+内层手套	1. 抬高头部，打开防护服封条，将拉链全部打开 2. 双手从头顶将帽子向后反转脱下，向后卷至肩膀，再将防护服污染面朝内卷于身后，在身后将内层手套连通防护服衣袖一起脱下，暴露清洁的双手，接触防护服内侧继续脱下半身防护服，注意勿触碰污染面 3. 持脱下的防护服清洁面，将其放入医疗废物垃圾桶
9. 手卫生	
10. 脱帽子	紧闭双眼，将双手经帽子内侧面向上、向外撑开帽子并脱出，放入医疗废物垃圾桶
11. 手卫生	
12. 脱医用防护口罩	1. 双手不可触碰口罩外侧面 2. 先脱下口罩下方的系带，再脱上方的系带，手持系带将污染口罩放入医疗废物垃圾桶
13. 手卫生及个人卫生清洁	严格执行手卫生后，沐浴更换清洁衣物

图3-12 脱防护用品流程

（三）标本采集和送检流程

1. 标本采集和送检流程（图3-13）。

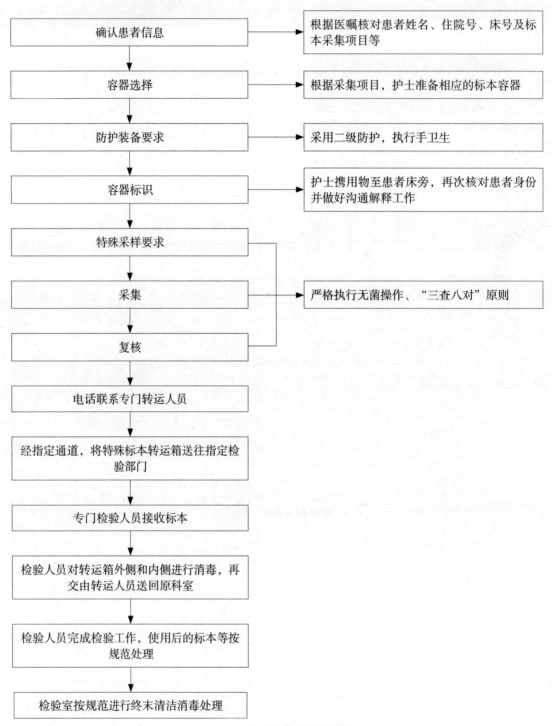

图3-13　标本采集和送检流程

2. 标本采集和送检要点。

（1）工作人员按要求做好防护进行标本采集工作，采集完毕，将标本分类放置在特殊标本消毒转运箱。

（2）电话联系运送部转运人员。

（3）运送部转运人员做好相应防护措施后，由污染通道接收特殊标本转运箱并送往指定检验窗口。

（4）相关科室检验工作人员做好个人防护，接收标本后，对转运箱外面和内侧进行消毒，交由运送部转运人员送回原科室后，检验人员进行标本检验工作。

（5）检验完毕的废弃标本按照感染性废物收集，按《医疗废物管理条例》规定，妥善处理，工作完成后对实验室物表、检验仪器进行规范消毒并做好相关记录。

（四）疑似或确诊患者办理入院流程

疫情期间，疑似或确诊患者应集中在指定区域办理挂号、缴费、住院登记等相关手续，减少在医院各区域内活动的轨迹，降低交叉感染的风险（图3-14）。

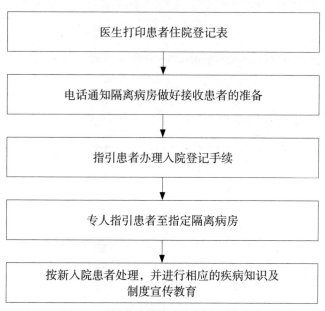

图3-14　疑似或确诊患者办理入院流程

二、肠道门诊工作流程

为了适应传染病防治和突发疫情的需求，按照《医院感染管理规范（试行）》《医疗机构感染预防与控制基本制度（试行）》等文件要求，为医护人员提供工作指引，制订肠道门诊相关工作流程。

（一）肠道门诊患者就诊流程（图3-15）

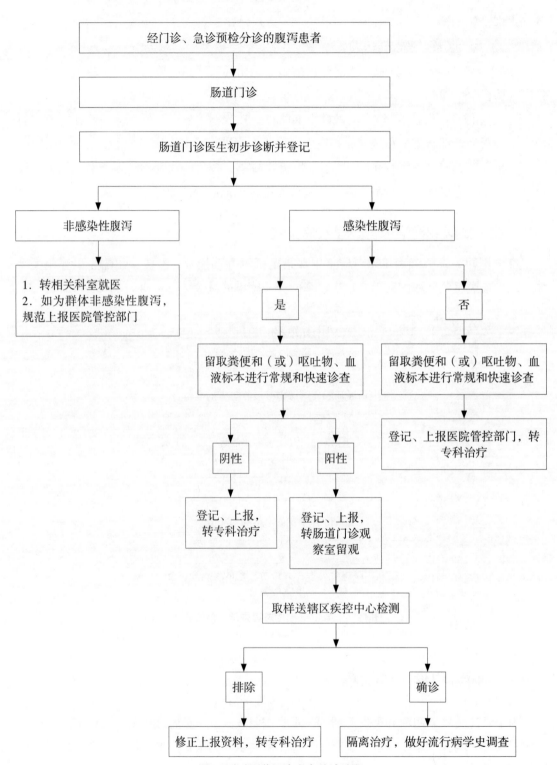

图3-15　肠道门诊患者就诊流程

（二）肠道门诊肛拭子和呕吐物标本采集流程（图3-16、图3-17）

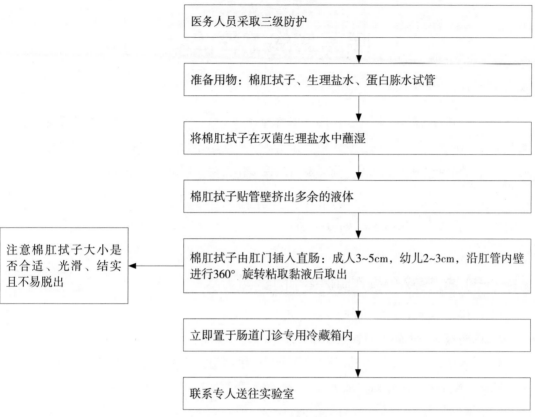

医务人员采取三级防护

↓

准备用物：棉肛拭子、生理盐水、蛋白胨水试管

↓

将棉肛拭子在灭菌生理盐水中蘸湿

↓

棉肛拭子贴管壁挤出多余的液体

↓

注意棉肛拭子大小是否合适、光滑、结实且不易脱出 ← 棉肛拭子由肛门插入直肠：成人3~5cm，幼儿2~3cm，沿肛管内壁进行360°旋转粘取黏液后取出

↓

立即置于肠道门诊专用冷藏箱内

↓

联系专人送往实验室

图3-16　肛拭子采集流程

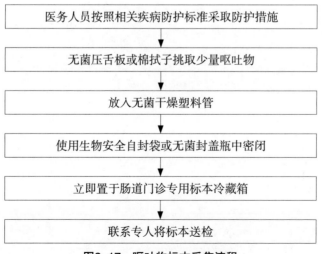

医务人员按照相关疾病防护标准采取防护措施

无菌压舌板或棉拭子挑取少量呕吐物

放入无菌干燥塑料管

使用生物安全自封袋或无菌封盖瓶中密闭

立即置于肠道门诊专用标本冷藏箱

联系专人将标本送检

图3-17　呕吐物标本采集流程

第四节

隔离病房工作流程

根据疫情防控需要，结合《医院感染管理规范（试行）》《医疗机构感染预防与控制基本制度（试行）》等文件要求，以"预防为主、防治结合、科学指导、及时救治"为原则，制定隔离病房的工作流程，确保疫情防控工作科学、规范、有序开展。

一、常见侵入性操作防护指引

（一）常见侵入性操作防护指引的要点

1. 严格遵守标准预防的原则。
2. 严格遵守消毒隔离的各项规章制度。
3. 进入隔离病区（房）的医务人员必须戴医用防护口罩，穿工作服、隔离衣或防护服、鞋套，戴手套、工作帽，加戴面屏或全面型呼吸防护罩。严格按照清洁区、潜在污染区和污染区的划分，正确穿脱防护用品，并注意呼吸道、口腔、鼻黏膜和眼睛的卫生与保护。

（二）常见侵入性操作防护要求（表3-1）

表3-1 常见侵入性操作防护要求

侵入性操作名称	防护着装要求								
	手卫生	医用N95口罩	防护服	隔离衣	帽子	手套	护目镜	面屏	全面型呼吸防护罩
心肺复苏术	√	√	√	—	√	√	√	√	—
支气管镜检查	√	√	√	√	√	√	√	√	√
动脉血气分析	√	√	√	√	√	√	√	√	—
胸腔穿刺术	√	√	√	√	√	√	√	√	—

侵入性操作名称	防护着装要求								
	手卫生	医用N95口罩	防护服	隔离衣	帽子	手套	护目镜	面屏	全面型呼吸防护罩
腹腔穿刺术	√	√	√	√	√	√	√	√	—
导尿术	√	√	√	—	√	√	√	√	—
腰椎穿刺术	√	√	√	—	√	√	√	√	—
气管插管术	√	√	√	√	√	√	√	√	√
深静脉置管术	√	√	√	√	√	√	√	√	—
抽血	√	√	√	—	√	√	√	√	—
静脉输液	√	√	√	—	√	√	√	√	—

二、患者检查流程

（一）患者检查流程的要点

1. 遵照医嘱确认患者的身份，核对拟实施检查的准备事宜完成情况，重症患者要请主管医师实行可行性评估后，方可离开病区外出检查。

2. 向患者告知检查注意事项，病情允许的患者应戴好外科口罩。

3. 提前联系辅助检查科室，告知患者诊断、病情及防护要点。

4. 陪同的工作人员按照要求穿戴防护装备，携带抢救药品和器械。

5. 及时、准确地将患者护送至辅助检查科室。

6. 护送患者过程中，随时观察患者的反应，确保检查途中的安全。

7. 如有病情变化，立即就地抢救。

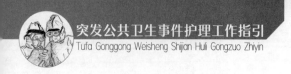
（二）患者检查流程（图3-18）

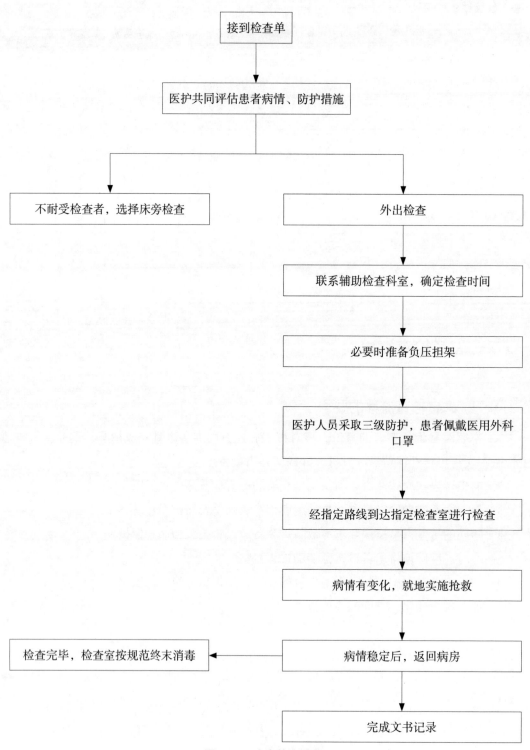

接到检查单

医护共同评估患者病情、防护措施

不耐受检查者，选择床旁检查

外出检查

联系辅助检查科室，确定检查时间

必要时准备负压担架

医护人员采取三级防护，患者佩戴医用外科口罩

经指定路线到达指定检查室进行检查

病情有变化，就地实施抢救

检查完毕，检查室按规范终末消毒

病情稳定后，返回病房

完成文书记录

图3-18　患者检查流程

三、特殊传染病患者尸体料理流程

（一）特殊传染病患者尸体料理流程的要点

1. 特殊传染性疾病患者尸体料理方法：用3 000mg/L的含氯消毒液或0.5%过氧乙酸棉球、纱布填塞患者的口、鼻、耳、肛门等通道；用双层布单包裹尸体，装入密封防渗漏双层尸体袋中，由专用车辆直接送至指定地点进行火化。

2. 患者住院期间使用的个人物品原则上在取得家属同意后销毁，有特殊需求的经消毒后方可让家属带回。

（二）特殊传染病患者尸体料理流程（图3-19）

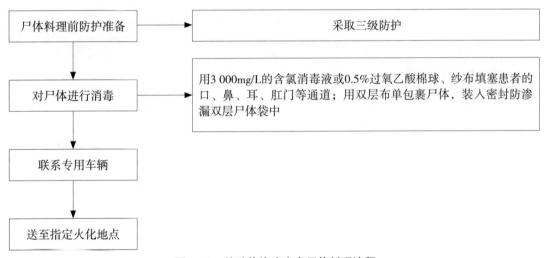

图3-19 特殊传染病患者尸体料理流程

四、发生职业暴露的处理流程

（一）发生职业暴露的处理流程的要点

突发公共卫生事件时期发生的职业暴露是指在诊疗护理时未采取有效防护措施的医护人员（指接诊时未按规范做好个人防护）或与患者（疑似或确诊患者）有类似近距离接触（指在距离2m范围内）未按照要求进行防护的事件及处理要点。发生暴露后立即处理和报告，详细调查暴露位置及暴露源，对暴露者进行相关实验室检查，实施单间隔离，严密观察。

（二）发生职业暴露的处理流程（图3-20）

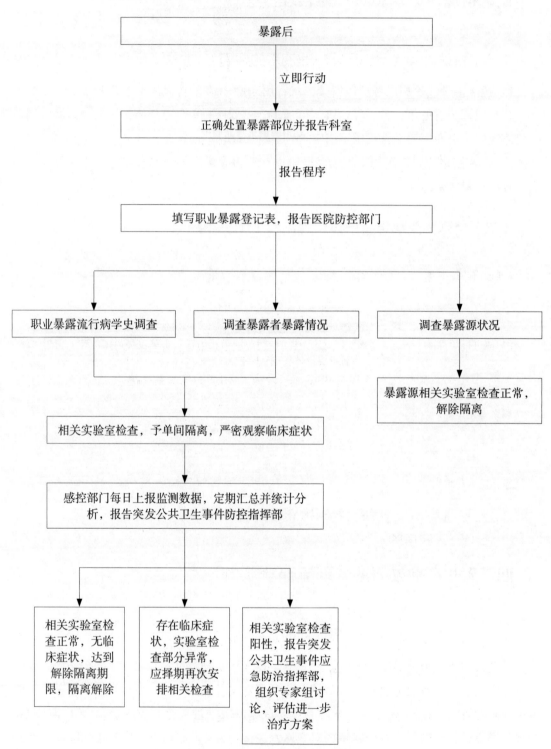

图3-20　发生职业暴露的处理流程

负压病房工作流程

疫情期间，结合医院的实际情况和工作经验，执行负压病房的建设标准及工作流程，以确保疫情防控工作科学、规范、有序开展。

一、负压病房的建设标准

（一）概念

传染病负压隔离病房使用一套送风净化装置，两套排风净化装置。送风净化装置由送风柜和初效、中效、高效过滤装置组成，排风净化装置由排风柜和粗效、中效过滤装置组成，两套装置过滤效率均为99.99%。以上装置是用于救治传染性较强的呼吸道传染患者，隔离病原微生物及保护医护人员的重要医疗设施。病房采用全新风的方式，空气经有序的组织，按一定压力梯度，经清洁区、潜在污染区、污染区，再经有效过滤、消毒，排至室外。污染区的空气压力低于非污染区的空气压力，病区外的地方不会被污染，保护医务人员免受感染。这种病房适合收治传染性非典型肺炎、甲型H_1N_1、新型冠状病毒肺炎等传染性强的呼吸道疾病患者。病房要求密闭、舒适、洁净，具备ICU病房的救治功能，有相当的特殊性。

（二）负压病房的建设标准

1. 负压病房的位置。负压病房的位置应根据医院实际情况，尽量设置在医院人流较少的地方，远离居民住宅，或布置在病区的尽端，有独立的医护人员和患者入口的通道，若在顶层应有独立的电梯。

2. 负压病房的功能分区。负压病房有严格的功能分区，按功能要求设置4个区域：工作人员生活区（清洁区）、工作区（潜在污染区）、病房区（污染区）、设备区（空调排风机房）。各区既能独立又相连接，连接处设缓冲区，并由隔离门进行隔离。

3. 双通道。患者通道和医疗废物转运的专用污染通道，洁净物资、医护人员进出的专用清洁通道，两者没有交叉，避免了潜在污染。

4. 气流组织设计。顶送风的气流组织中，患者头顶排风的方式下，医护人员呼吸区域污染物浓度最低，此种气流组织对医护人员的保护效果最好。

（三）负压病房卫生和环境参数要求

1. 空气中的细菌菌落总数≤4cfu/（15min·ϕ9cm平板）。

2. 物表微生物≤10cfu/cm^2。

3. 负压隔离病房污染区和潜在污染区的换气次数为10~15次/小时。

二、负压病房负压系统开启流程

（一）负压病房负压系统开启流程的要点

1. 负压病房是用于隔离通过和可能通过空气传播的传染性患者或疑似患者的病房。通过特殊通风装置，使病区（病房）内的空气由清洁区向污染区流动，并使病区（病房）内的空气静压低于周边相邻、相通区域空气静压，以防止病原微生物向外扩散。负压病区（病房）排出的空气需经处理，确保对环境无害。

2. 不同污染等级区域压力梯度的设置应符合定向气流组织原则，应保证气流从清洁区→潜在污染区→污染区方向流动。

3. 相邻、相通不同污染等级房间的压差（负压）不小于5Pa，负压程度由高到低依次为病房卫生间、病房房间、缓冲间与潜在污染走廊。清洁区气压相对室外大气压应保持正压。

（二）负压病房负压系统开启流程（图3-21）

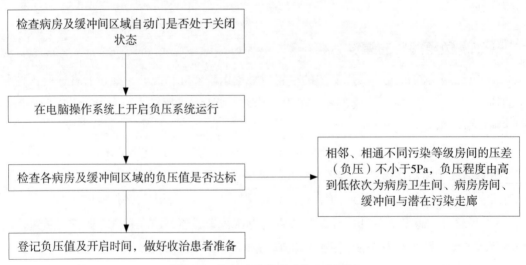

图3-21　负压病房负压系统开启流程

三、负压系统日常维护流程

（一）负压系统日常维护流程的要点

1. 初效、中效过滤器的维护与保养。

（1）初效过滤器的主要作用是除掉5.0μm以上的大颗粒灰尘，在净化空调系统中作为预过滤器，保护中效、高效过滤器和空调箱内其他配件并延长它们的使用寿命。

（2）中效过滤器的作用主要是除去1.0μm以上的灰尘粒子，在净化空调系统和局部净化设备中作为中间过滤器。其目的是减少高效过滤器的负担，延长高效过滤器和设备中其他配件的使用寿命。

2. 进入负压区域要求。

（1）非区域人员未经批准禁止进入。

（2）工作人员每次进入负压病房前要更换鞋子和工衣。

（3）室内垃圾、废弃物品必须及时拿出负压病房。

（4）保持负压病房内的清洁、整齐，不可随意乱扔垃圾。

（5）离开时要在更衣室更换衣服及鞋子，不可穿到室外。

（6）常用物品不要频繁带出、带进。

（二）负压系统日常维护流程（图3-22）

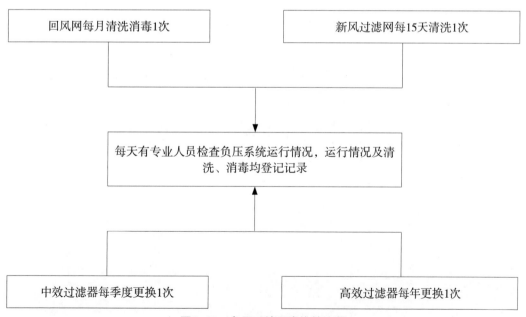

图3-22　负压系统日常维护流程

四、负压系统的消毒流程

（一）负压系统消毒流程的要点

1. 负压病房回风口过滤网及时更换，定期进行卫生和环境参数的检测。

2. 患者出院后行终末消毒。

3. 每年由专业机构进行检测并出具合格证书。

（二）负压系统消毒流程（图3-23）

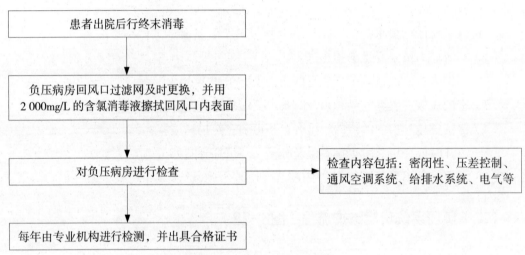

图3-23 负压系统消毒流程

（周望梅　谢红燕　梁洁　蔡毓涵　李冰）

第四章

应急管理预案

应急管理预案是指详细描述事件发生前、事件发生过程中和事件发生后，谁来做、做什么、什么时候做、如何做，明确制定每一项职责的具体实施程序。发生突发公共卫生事件，尤其是重大传染病疫情时，为指导和规范医院范围内特定情况下的应急管理流程，最大程度保护患者及医务人员安全，必须制定确诊（疑似）患者急诊手术的应急管理预案、普通病区发生疫情的应急管理预案和医务人员发生感染的应急管理预案。

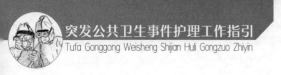

第一节

确诊（疑似）患者急诊手术的应急管理预案

重大传染病疫情暴发期间，外科手术的开展应严格把握标准，由手术科室、麻醉科、医院感染管理科和医务部门共同确定手术范围，一般局限于威胁患者生命的急诊手术和明显影响预后不能推迟的限期手术，如剖宫产术等。确诊及疑似感染患者的手术应做好充分准备，制定完善的应急管理预案，规范围术期医护人员的操作，采取有效的防护措施，对于保护患者和医护人员的安全至关重要。

一、应用范围

本预案应用于突发重大传染病疫情期间确诊（疑似）患者需行急诊手术或限期手术时，手术室采取应急管理策略及相应的防控措施，以确保手术室的环境安全，避免造成医护人员自身感染和手术患者间交叉感染。

二、人员架构和工作职责

（一）人员架构

1. 组长：麻醉科主任、手术科室主任。
2. 副组长：手术室护士长。
3. 成员：麻醉医生、手术室护士（洗手护士和巡回护士）、手术医师、担架员及保洁员。

（二）工作职责

1. 组长。

（1）参照国家及地区卫生健康委员会相关文件规定，与医院感染管理科、医务部门共同协商，明确疫情期间急诊手术标准与范围。

（2）组织制定手术流程及工作指引，并督导、检查落实情况。

（3）把控确诊（疑似）患者急诊手术的关键环节。

2. 副组长。

（1）选派业务熟练、经验丰富的护理人员配合确诊（疑似）患者急诊手术。

（2）负责防护用品的管理与发放。

（3）合理划分隔离区与缓冲区，检查手术间及手术物品准备情况。

（4）督导确诊（疑似）患者急诊手术全过程，协调解决现场出现的问题。

3. 手术医师。

（1）术前评估确诊（疑似）患者手术指征与手术时机，向组长（科室主任）汇报，制定手术方案，协助完成必要的术前检查。

（2）向医院疫情应急管理小组或医院感染管理科、医务部报备，按感染手术相关流程递交手术申请。

（3）签署手术同意书，为患者实施手术。

（4）手术前后按规定流程穿脱防护用品及手术衣、无菌手套，防止污染，手术全程做好个人防护。

4. 手术室护士。

（1）洗手护士：①术前按照手术类型准备手术所需物品，包括常规和专科的器械、仪器设备、布类敷料等。②术中上台配合确诊（疑似）患者手术。③手术前后按规定流程穿脱防护用品及手术衣、无菌手套，防止污染，手术全程做好个人防护。④术后负责手术用物的初步处理：一次性诊疗用品使用后按医疗废物处理；复用物品术中用医用薄膜保护套加以保护，使用后按消毒隔离规范选用消毒剂擦拭消毒；复用手术器械先用消毒剂进行预处理，再用专用密闭容器送供应室消毒灭菌，容器外贴警示标识。⑤负责组织标本的初步处理：按要求核对、登记，标本袋双层密封，放入转运箱密闭转运，标本袋及转运箱外贴警示标识，交由穿戴医用防护服的送检人员送检。

（2）巡回护士：缓冲间及手术间各一名巡回护士。①术前负责手术间准备：移出手术间内与本次手术无关物品，切换手术间为负压模式，术前30分钟关闭空气洁净系统，开启高净化和负压系统，使手术间处于负压状态（最小静压差≥5Pa）。室外挂传染病手术警示标识。②协助患者摆体位，调整手术仪器设备位置。③术中负责传递短缺物品，如需补充无菌物品，由缓冲间巡回护士负责。④手术全程监督医护人员正确执行隔离技术和无菌技术，维护环境安全。⑤术后按防护级别要求穿戴好防护用品，与麻醉医生一起转送麻醉苏醒后的患者回隔离病房或隔离重症监护病房。⑥负责手术间空气消毒：用过氧化氢空气消毒机密闭消毒2小时后，开窗通风或开启洁净系统；更换负压手术间高效过滤器、回风口滤网；麻醉机内部回路消毒，更换钠石灰。⑦督导保洁员对手术间及缓冲间进行终末消毒处理。

5. 麻醉医生。

（1）术前评估患者麻醉风险，可通过与隔离病区或重症监护室的医护人员、患者进行视频或音频完成术前访视，制订麻醉方案，签署麻醉同意书。

（2）为患者实施麻醉，负责手术期间和麻醉恢复期患者重要生命体征的管理。

（3）手术前后按规定流程穿脱防护用品，防止污染，手术全程做好个人防护。

（4）术后在原手术间待患者麻醉苏醒后，按防护级别要求穿戴好防护用品，与巡回护士一起转送患者回隔离病房或隔离重症监护病房。

6．担架员。

术前按防护级别要求穿戴好防护用品，与手术科室医生或护士一起使用专用转运车经专用通道接确诊（疑似）患者至负压或感染手术间。

7．保洁员。

（1）按防护级别要求穿戴防护用品，负责术后医疗废物处理：①医疗废物弃于双层医疗废物包装袋内，严禁挤压，采用鹅颈结式封口，分层封扎，外贴警示标识。②医疗废物单独存放，离开手术间前对医疗废物包装袋表面使用有效氯2 000mg/L的含氯消毒液均匀喷洒或在外面加套一层医疗废物包装袋。③引流液、冲洗液、废水用有效氯2 000mg/L的含氯消毒液处理后，倒入专用下水道。

（2）按照消毒隔离规范对手术间地面、墙壁、器械台、操作台、设备等物表进行消毒处理。

三、保障机制

（一）制度与流程保障

制订并完善手术室感染预防和控制的管理制度与流程，定期组织特殊感染性手术配合应急演练，要求全员掌握，制度落实到位。

（二）手术间安全保障

1．设立或改建具有单独进出通道的负压手术间，或者选择具有独立净化机组、空间位置相对独立的手术间作为确诊（疑似）患者专用手术间，定期检测维护，确保负压及净化系统运转正常。

2．手术间终末消毒后由专业人员按《医院消毒卫生标准》及《医院洁净手术部建筑技术规范》对物表和空气消毒效果及洁净系统综合性能等项目进行监测，合格后方可再次使用。

（三）防护物资保障

确保手术室防护用品贮备充足，包括N95口罩、防护服、一次性手术衣、护目镜、防护面屏、胶靴、长款鞋套等，制定重大传染病疫情期间使用与登记制度。

（四）医院感控保障

1. 手术室做到分区明确，标识清楚，保证清洁、污染分开，防止因人员流程、物品流程交叉导致污染。

2. 术前对参与手术人员再次进行个人防护用品使用培训，确保人人过关；手术全程设立隔离技术监督审核员（由巡回护士兼任），确保手术组工作人员穿脱防护用品及手术全程正确执行隔离技术。

3. 根据国家卫生健康委员会颁布的《感染预防与控制技术指南》《医用防护用品使用范围指引》等文件明确防护级别，缓冲间实施二级防护，负压/感染手术间内实施三级防护。

4. 经呼吸道传播疾病的非全身麻醉手术患者全程佩戴医用防护口罩，全身麻醉手术者在气管插管与呼吸回路之间放置一次性过滤器。

（五）患者转运保障

患者转运中佩戴一次性医用外科口罩或防护口罩，使用专用转运车，规划转运路线，提前预约专用电梯，疏散人员，清除通道障碍物。转运车使用后按消毒隔离规范进行消毒处理。

四、确诊（疑似）患者拟行急诊手术应急管理预案流程（图4-1）

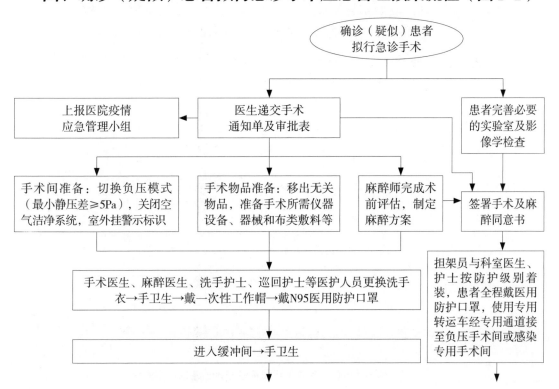

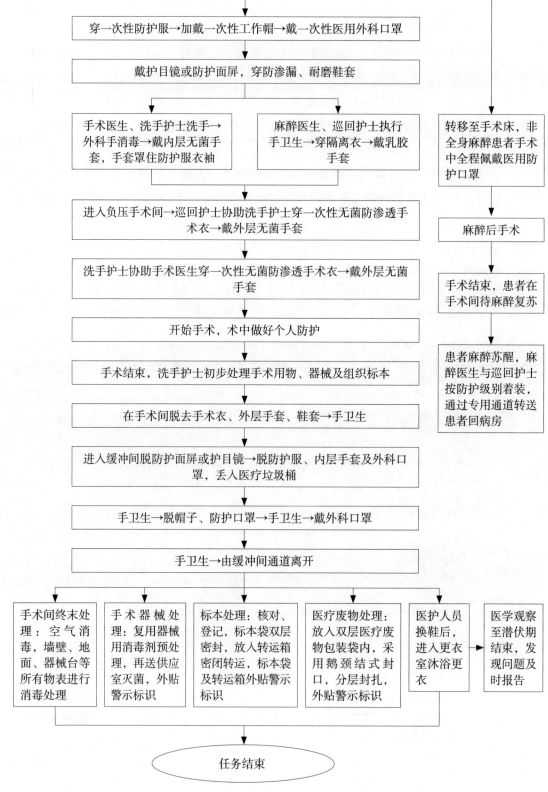

穿一次性防护服→加戴一次性工作帽→戴一次性医用外科口罩

戴护目镜或防护面屏，穿防渗漏、耐磨鞋套

手术医生、洗手护士洗手→外科手消毒→戴内层无菌手套，手套罩住防护服衣袖

麻醉医生、巡回护士执行手卫生→穿隔离衣→戴乳胶手套

转移至手术床，非全身麻醉患者手术中全程佩戴医用防护口罩

进入负压手术间→巡回护士协助洗手护士穿一次性无菌防渗透手术衣→戴外层无菌手套

麻醉后手术

洗手护士协助手术医生穿一次性无菌防渗透手术衣→戴外层无菌手套

手术结束，患者在手术间待麻醉复苏

开始手术，术中做好个人防护

手术结束，洗手护士初步处理手术用物、器械及组织标本

患者麻醉苏醒，麻醉医生与巡回护士按防护级别着装，通过专用通道转送患者回病房

在手术间脱去手术衣、外层手套、鞋套→手卫生

进入缓冲间脱防护面屏或护目镜→脱防护服、内层手套及外科口罩，丢入医疗垃圾桶

手卫生→脱帽子、防护口罩→手卫生→戴外科口罩

手卫生→由缓冲间通道离开

手术间终末处理：空气消毒，墙壁、地面、器械台等所有物表进行消毒处理

手术器械处理：复用器械用消毒剂预处理，再送供应室灭菌，外贴警示标识

标本处理：核对、登记，标本袋双层密封，放入转运箱密闭转运，标本袋及转运箱外贴警示标识

医疗废物处理：放入双层医疗废物包装袋内，采用鹅颈结式封口，分层封扎，外贴警示标识

医护人员换鞋后，进入更衣室沐浴更衣

医学观察至潜伏期结束，发现问题及时报告

任务结束

图4-1 确诊（疑似）患者拟行急诊手术应急管理预案流程

普通病区发生疫情的应急管理预案

突发重大传染病疫情时，医院采取严密的防范措施，将疑似或确诊患者的诊治限制在发热门诊、隔离病房和负压病房等特定区域，普通病房收治的患者通常需要经过疫情排查，但仍不能完全杜绝某些处于潜伏期无症状的患者。由于住院患者普遍免疫力较低，在传染病流行环节中属于易感人群，特别是某些经呼吸道传播的疾病，如传染性非典型肺炎（SARS）、新型冠状病毒肺炎（COVID-19）等，人群普遍易感，而普通病区人员相对密集，一旦住院患者中出现疑似或确诊病例，其密切接触者如亲属、陪护、探视者、同病房的患者、医务人员、保洁员等均具有较高的感染暴露风险。因此，加强传染病公共卫生事件流行期间普通病区管理，制定发生疫情应急处理预案，采取行之有效的应对措施，对控制医院内交叉感染、保护住院患者和医护人员的健康具有重要意义。

一、应用范围

本预案应用于突发重大传染病公共卫生事件，医院普通病房出现疑似或确诊患者时，科室采取应急管理策略及相应的防控措施，以避免造成医护人员自身感染和患者间交叉感染。

二、人员架构和工作职责

（一）人员架构

1. 组长：科室主任。
2. 副组长：护士长。
3. 成员：病区感控员、医护人员及保洁员。

（二）工作职责

1. 组长。

（1）接到科室出现可疑感染病例报告，按规定上报医院感染管理部门，启动普通病区发生疫情应急管理预案，部署科室防控工作，督导应急管理流程的落实。

（2）负责报告职能部门，沟通其他临床科室，参与并主持专家会诊，协调疑似/确诊病例的转科或转院。

（3）组织排查科室内与患者密切接触者，调整相关人员工作安排。

2. 副组长。

（1）督导检查重大传染病防控应急处理措施的落实情况，发现问题或潜在风险及时向组长反馈，并进行整改。

（2）负责科室防护物资管理，根据不同岗位、不同技术操作导致感染的风险程度合理发放防护用品，并督导正确使用。

（3）负责排查科室内与患者密切接触者，调整护理人员工作安排。

（4）配合医院感染管理部门对密切接触者（包括患者亲属、陪护、同室病友、医务人员等）进行医学隔离观察。

3. 病区感控员。

（1）负责科室感染预防与控制措施的检查，发现问题，及时汇报，并进行整改。

（2）协助排查与患者密切接触者，按要求规范上报每天病区疫情相关情况。

（3）关注疫情动态，及时向组长、副组长反馈医院疫情防控新动态，保证相关措施落实到位。

（4）检查、督导医务人员手卫生及病区消毒管理制度落实情况，确保消毒液浓度、消毒时间等符合规范要求，并做好登记。

4. 病区医护人员。

（1）发现可疑病例及时上报组长、副组长，通报全科医务人员；患者转至独立病房隔离，启用应急防护包，做好个人防护；完善疑似传染病相关项目检测；申请感染科、呼吸科及其他相关科室专家会诊，以明确诊断。

（2）按照普通病区发生疫情应急管理预案落实防控措施，开展诊疗、护理工作。

（3）加强病区管理，严格落实重大传染病疫情时期陪护、探视制度，向患者及家属宣传传染病防护知识。

（4）配合医院感染管理部门进行流行病学史调查，密切观察患者病情变化，落实各项治疗、护理措施，并做好记录。

（5）严格落实标准预防措施，并在此基础上依据传染病传播途径，做好空气传播及（或）接触传播防护。

（6）密切接触医护人员按要求进行自我隔离观察至渡过潜伏期，出现异常及时报告。

5. 保洁员。

（1）按照重大传染病疫情时期感控要求对病区地面及物表等进行消毒处理；在科室

感控员的指导下，对患者转科后病房进行终末消毒。

（2）落实医疗废物管理，按类别做好分类收集、安全运送及规范贮存与交接。

（3）按要求做好个人防护，严格落实手卫生。

三、保障机制

（一）制度与流程保障

1. 制定并完善突发传染病公共卫生事件科室感控规章制度、工作人员防护指南、相关应急预案及工作流程和指引，明确分工。

2. 掌握传染病疫情及诊治新进展，及时传达最新感控要求，转发相关学习文件，督促科室工作人员完成培训及考试，做到人人过关。

3. 科室定期组织突发传染病公共卫生事件防控应急演练，人人熟知防控制度与应急处置流程，掌握各种防护器材的使用方法。

（二）通信联络保障

重大传染病疫情期间，各级人员保持通信通畅，一旦出现疑似病例，及时通报全科医务人员，按应急管理预案采取紧急处理措施。

（三）防护物资保障

科室配备防护用品应急包（内放防护服、隔离衣、护目镜、防护面罩、医用防护口罩、一次性橡胶手套、工作帽、鞋套等），专人管理，定期检查，保证防护用品有效，使用后及时补充。

（四）隔离病房保障

重大传染病疫情期间科室预留1~3间独立病房，用于临时隔离疑似患者或收治无明显流行病学史但有疑似症状的患者。

（五）患者转运保障

确诊或疑似患者应规范转运至定点救治医院，医院安排专职转运人员负责转科或转院。转运医务人员按防护级别穿戴好防护用品，患者转运中佩戴医用外科口罩或医用防护口罩，使用专用转运车，规划转运路线，提前预约专用电梯，疏散人员，清除通道障碍物。转运车使用后按消毒隔离规范进行消毒处理。

四、普通病区发生疫情应急管理预案流程（图4-2）

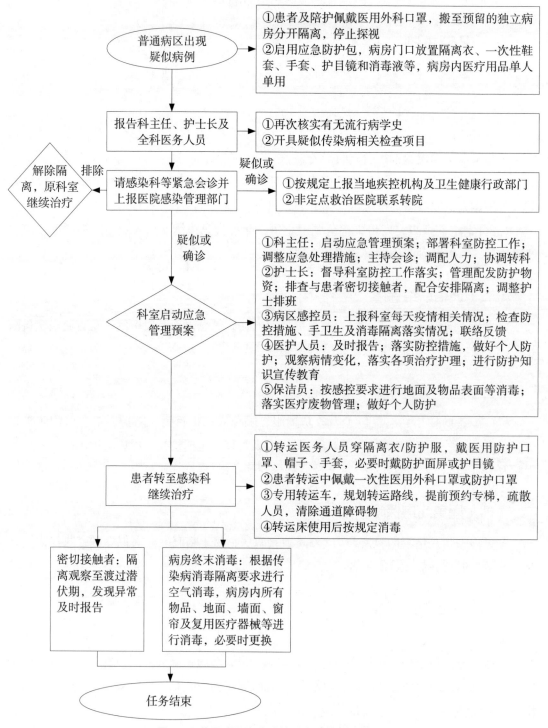

普通病区出现疑似病例
① 患者及陪护佩戴医用外科口罩，搬至预留的独立病房分开隔离，停止探视
② 启用应急防护包，病房门口放置隔离衣、一次性鞋套、手套、护目镜和消毒液等，病房内医疗用品单人单用

报告科主任、护士长及全科医务人员
① 再次核实有无流行病学史
② 开具疑似传染病相关检查项目

解除隔离，原科室继续治疗 ← 排除

请感染科等紧急会诊并上报医院感染管理部门 — 疑似或确诊 →
① 按规定上报当地疾控机构及卫生健康行政部门
② 非定点救治医院联系转院

疑似或确诊

科室启动应急管理预案
① 科主任：启动应急管理预案；部署科室防控工作；调整应急处理措施；主持会诊；调配人力；协调转科
② 护士长：督导科室防控工作落实；管理配发防护物资；排查与患者密切接触者，配合安排隔离；调整护士排班
③ 病区感控员：上报科室每天疫情相关情况；检查防控措施、手卫生及消毒隔离落实情况；联络反馈
④ 医护人员：及时报告；落实防控措施，做好个人防护；观察病情变化，落实各项治疗护理；进行防护知识宣传教育
⑤ 保洁员：按感控要求进行地面及物品表面等消毒；落实医疗废物管理；做好个人防护

患者转至感染科继续治疗
① 转运医务人员穿隔离衣/防护服，戴医用防护口罩、帽子、手套，必要时戴防护面屏或护目镜
② 患者转运中佩戴一次性医用外科口罩或防护口罩
③ 专用转运车，规划转运路线，提前预约专梯，疏散人员，清除通道障碍物
④ 转运床使用后按规定消毒

密切接触者：隔离观察至渡过潜伏期，发现异常及时报告

病房终末消毒： 根据传染病消毒隔离要求进行空气消毒，病房内所有物品、地面、墙面、窗帘及复用医疗器械等进行消毒，必要时更换

任务结束

图4-2　普通病区发生疫情应急管理预案流程

医务人员发生感染的应急管理预案

突发公共卫生事件时，为进一步加强疫情防控期间医务人员防护工作，积极应对医务人员发生疫情感染，制定此应急管理预案。

一、应用范围

适用于医疗机构应对突发公共卫生事件中医务人员发生感染的应急管理。

二、人员架构和工作职责

（一）应急领导小组

1. 人员架构。
（1）组长：主管医疗的院领导。
（2）副组长：医务处、护理部、后勤总务处、感染管理科等部门主管。
2. 工作职责。
（1）制定突发公共卫生事件时医务人员发生感染的紧急预案并监督实施。
（2）启动应急管理预案，统一领导、指挥、协调、应对突发公共卫生事件中医务人员发生感染的应急管理。
（3）发生医务人员感染，立即向当地卫生健康行政部门报告，并按照要求将相关疫情诊断信息报送当地CDC（疾病预防控制中心）。

（二）医疗救治小组

1. 人员架构。
（1）组长：医务处处长。
（2）成员：感染内科主任、呼吸内科主任、重症医学科主任、急诊科主任、门诊部主任、感染管理科主任、检验科主任、影像放射科主任、药材科主任等。

2．工作职责。

（1）组织专家会诊，根据疫情感染的类型和级别制定救治方案。

（2）负责医务人员感染的医疗救治工作。

（3）对有临床症状、有可能感染的医务人员，立即组织病原学检测。

（三）感控督导小组

1．人员架构。

（1）组长：感染管理科主任。

（2）成员：感染管理科专职人员、相关科室主任、护士长、感控医生、感控护士等。

2．工作职责。

（1）每天组织监测、询问暴露情况和医务人员身体健康状况。

（2）负责医院所有场地的消毒和检查，指导医疗废物的规范收集、存放和移交。

（3）指导复用医疗器械和医疗织物的清洗和消毒。

（4）负责对发生感染的医务人员进行安全有效的消毒隔离处理。

（四）心理干预小组

1．人员架构。

（1）组长：心理科主任。

（2）成员：心理科医生、心理咨询社会组织、心理咨询师。

2．工作职责。对有需要的医务人员和家属，提供及时有效的心理疏导和心理危机干预。

三、保障机制

（一）制度与流程保障

1．制定并完善突发公共卫生事件的医务人员感控规章制度、工作人员防护指南、相关应急预案、工作流程和指引，明确分工。

2．掌握传染病疫情及诊治新进展，及时传达最新感控要求，转发相关学习文件，督促工作人员完成培训及考试，做到人人过关。

3．定期组织突发公共卫生事件防控应急演练，人人熟知防控制度与应急处置流程，掌握各种防护器材的使用方法。

4. 应急管理预案启动后，每个小组应根据预案规定的职责，服从应急领导小组的统一指挥，认真履行职责。

（二）通信联络保障

突发公共卫生事件期间，各级人员保持通信通畅，发生医务人员感染，及时通报全院医务人员，按应急管理预案采取紧急处埋措施。

（三）防护意识保障

医疗机构制定感控规章制度、工作人员防护指南、相关应急预案、工作流程和指引，组织学习演练和培训考试，做到人人过关。医务人员按照不同的岗位和工作，进行相应级别的防护，防止出现防护不足或者防护过度的情况。

（四）防护物资保障

各个职能小组学习公共卫生事件的相关文件，做好防护培训；加大医用防护物资等相关物资保障，尽一切可能配备足够的医用口罩、手套、防护面屏或护目镜、防护服、洗手液、消毒液等防护用品；防护物资调配要向临床一线倾斜；当防护物资供应不足时，及时向主管部门报告，并请求社会捐赠、援助。

（五）医务人员健康保障

1. 合理安排医务人员作息时间。根据疫情防控实际，科学测算医务人员工作负荷，合理配置医务人员，既满足医疗服务需求，又保障医务人员休息时间。

2. 加强医疗卫生机构硬件设施改造，加强医务人员职业暴露的防护设施建设和设备配置，使收治患者的医疗卫生机构满足传染病诊疗和防控要求。

3. 做好医务人员健康体检，发现医务人员感染及时报告并进行隔离，最大限度地减少医务人员相互之间、医务人员与患者之间交叉感染。

4. 医务人员发生感染后，医院应急领导小组快速进行综合评估，初步判定感染类型和级别，明确启动应急管理预案。每天掌握医务人员暴露情况，是否存在导致其他感染的情况。

四、医务人员发生感染的应急管理预案流程（图4-3）

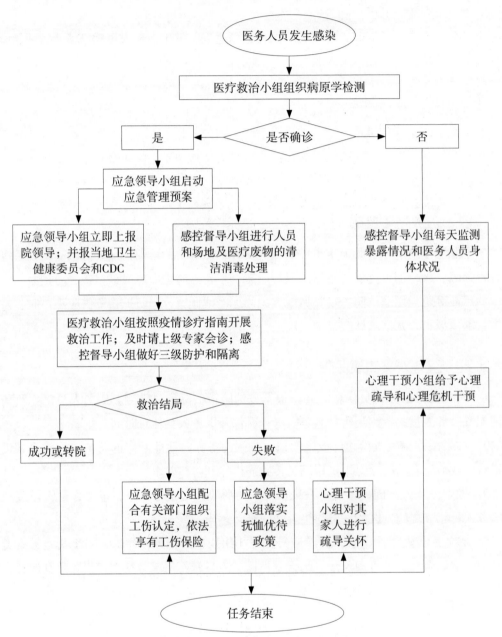

图4-3　医务人员发生感染的应急管理预案流程

（周宏珍　杨华）

第五章

安全防护

　　传染性疾病的职业防护是采取以切断主要传播途径为主导的综合措施。要保护医护人员免受工作场所中传染病的危害，需要采取多种控制措施，其中之一就是使用个人防护装置。个人防护装置是指单独或组合使用以保护黏膜、气道、皮肤和衣物免于接触传染病的各种屏障，是保护医护人员免受传染性疾病感染的非常重要的措施。个人防护装置的选择是基于医护人员与患者互动的性质和（或）传染病可能的传播方式。本章列出的所有个人防护装置通过在医护人员与病原体之间建立屏障来防止医护人员与病原体或可能包含病原体的物质接触。在本章中我们重点介绍了穿戴和去除个人防护装置的程序。需要特别强调的是，手卫生始终是拆卸和处置个人防护装置的最后一步。

第一节

分 级 防 护

　　各级医务人员、疾病预防控制机构及其他有关人员在医院或疫区进行疫情防治工作时，应坚持标准预防的原则，并根据传染性疾病的传播途径采取飞沫隔离、接触隔离和空气隔离。医院应根据医务人员岗位特性及工作中接触确诊或疑似患者导致感染的风险程度采取分级防护，最大程度降低感染风险。

一、标准预防原则

　　1. 防止呼吸道疾病传播，也要防止非呼吸道疾病传播。

　　2. 保护医务人员，也要保护患者。

　　3. 针对疾病传播特点采取相应的隔离措施。

　　4. 医疗机构均应普遍遵循标准预防原则，标准预防措施应覆盖诊疗活动的全过程。标准预防措施不只限于有传染病的患者和传染病医院或感染性疾病科的医务人员。感染性疾病具有潜伏期、窗口期和隐匿性感染的特点，大多数感染性疾病在出现临床症状前就已经具有传染性，因此，不应只在疾病明确诊断后才采取隔离防护措施，而应覆盖诊疗活动的全过程。

二、分级防护内容

（一）防护用品使用范围

　　1. 外科口罩。预检分诊、发热门诊及全院诊疗区域应当使用，需正确佩戴。污染或潮湿时随时更换。

　　2. 医用防护口罩。原则上在发热门诊、隔离留观病区（房）、隔离病区（房）和隔离重症监护病区（房）等区域，以及进行采集呼吸道标本、气管插管、气管切开、无创通气、吸痰等可能产生气溶胶的操作时使用。一般4小时更换，污染或潮湿时随时更换。

　　3. 乳胶检查手套。在预检分诊、发热门诊、隔离留观病区（房）、隔离病区（房）和隔离重症监护病区（房）等区域使用，但需正确穿戴和脱摘，注意及时更换手套。禁止戴手套离开诊疗区域。戴手套不能取代手卫生。

4．速干手消毒剂。医务人员诊疗操作过程中，手部未见明显污染物时使用，全院均应当使用。预检分诊、发热门诊、隔离留观病区（房）、隔离病区（房）和隔离重症监护病区（房）必须配备使用。

5．护目镜。在隔离留观病区（房）、隔离病区（房）和隔离重症监护病区（房）等区域，以及采集呼吸道标本、气管插管、气管切开、无创通气、吸痰等可能出现血液、体液和分泌物等喷溅操作时使用。禁止戴着护目镜离开上述区域。如为可复用护目镜，应消毒后再复用。其他区域和在其他区域的诊疗操作原则上不使用护目镜。

6．防护面罩或防护面屏。诊疗操作中可能发生血液、体液和分泌物等喷溅时使用。如为可复用防护面罩或防护面屏，使用后需消毒才可复用；如为一次性防护用品，不得重复使用。护目镜和防护面罩或防护面屏不需要同时使用。禁止戴着防护面罩或防护面屏离开诊疗区域。

7．隔离衣。预检分诊、发热门诊使用普通隔离衣，隔离留观病区（房）、隔离病区（房）和隔离重症监护病区（房）使用防渗一次性隔离衣，其他科室或区域根据是否接触患者使用。一次性隔离衣不得重复使用。如使用可复用的隔离衣，使用后按规定消毒后方可复用。禁止穿着隔离衣离开上述区域。

8．防护服。隔离留观病区（房）、隔离病区（房）和隔离重症监护病区（房）使用。防护服不得重复使用。禁止戴着医用防护口罩和穿着防护服离开上述区域。其他区域和在其他区域的诊疗操作原则上不使用防护服。

隔离重症监护病区（房）等有严格微生物指标控制的场所无特殊情况，使用符合国家标准（GB19082）的一次性无菌医用防护服，以及在境外上市符合日本、美国、欧盟等标准的一次性无菌医用防护服（所需证明材料包括：境外医疗器械上市许可证明和检测报告、无菌证明、企业做出质量安全承诺等）。

隔离留观病区（房）、隔离病区（房），使用在境外上市符合日本、美国、欧盟等标准的医用防护服（所需证明材料包括：境外医疗器械上市许可证明和检测报 告、企业做出质量安全承诺等），以及符合《国务院应对新型冠状病毒感染的肺炎疫情联防联控机制物资保障组关于疫情期间防护服生产使用有关问题的通知》（工信明电〔2020〕7号）中规定的"紧急医用物资防护服"。

（二）医务人员分级防护

1．一般防护。适用于普通门（急）诊、普通病房医务人员。

防护要求

（1）穿戴一次性医用外科口罩、工作服（白大褂），必要时戴一次性乳胶手套。

（2）戴口罩前和摘口罩后须进行手卫生。

（3）注意呼吸道与黏膜的防护。

2．一级防护。适用于预检分诊、发热门（急）诊、感染性疾病科的医务人员。

防护要求

（1）穿戴一次性工作帽、一次性医用外科口罩和工作服（白大褂）、一次性隔离衣，必要时戴一次性乳胶手套。

（2）戴口罩前和摘口罩后须进行手卫生。

（3）下班时进行个人卫生处置，并注意呼吸道与黏膜的防护。

3．二级防护。适用于：①医务人员在感染性疾病科门诊、患者留观室和感染性疾病科收治患者的隔离病房从事诊疗活动时；②接触从患者身上采集的标本、处理其分泌物、排泄物、用后物品和死亡患者尸体的工作人员；③转运患者的医务人员和司机。

防护要求

（1）进入隔离留观室及隔离病区的医务人员必须穿戴一次性工作帽、护目镜（屏）、医用防护口罩（N95）、防护服或工作服（白大褂）外套一次性防护服和一次性乳胶手套、一次性鞋套。

（2）严格按照清洁区、潜在污染区和污染区的划分，正确穿戴防御、防护用品，并注意呼吸道、鼻腔黏膜及眼睛的卫生与保护。

4．三级防护。适用于为患者实施吸痰、呼吸道采样、气管插管和气管切开等有可能发生患者呼吸道分泌物、体内物质的喷射或飞溅的工作的医务人员。

防护要求

（1）应穿戴一次性工作帽、全面型呼吸防护器或正压式头套、医用防护口罩（N95）、防护服或工作服（白大褂）外套一次性防护服、一次性乳胶手套和（或）一次性鞋套。

（2）达到二级防护的所有要求。

（三）不同岗位防护要求

不同岗位具有不同的工作特性，正确分级、分岗位进行防护，是最大程度保证工作灵活性的同时又充分保护好医务人员，为预防医院感染提供有力保障。不同岗位工作人员防护要求详见表5-1。

表5-1　防疫期间不同人员个人防护用品使用情况

穿戴顺序 →

工作岗位	手卫生	工作帽	医用外科口罩	医用防护口罩	工作服	防护服	手套	隔离衣	防护面屏或护目镜	鞋套或靴套
一般科室	●	○	●	—	●	—	—	—	—	—
手术	●	●	●	○	●	—	●	○	○	○
预检分诊	●	●	●	—	●	—	●	●	—	—
发热门诊	●	●	●	○	●	—	●	●	●	○
可能产生喷溅的操作	●	●	—	●	●	○	●	●	●	●
疑似或确诊患者诊疗	●	●	—	●	●	●	双层	○	●	●
疑似或确诊患者转运/陪检	●	●	—	●	●	●	双层	○	●	○
疑似或确诊患者标本采集	●	●	●	—	●	—	●	—	●	—
实验室常规检测	●	●	●	—	●	—	●	—	—	—
实验室疑似样本检测	●	●	—	●	●	○	●	○	●	○
实验室病毒核酸检测	●	●	—	●	●	●	双层	○	●	○
环境清洁消毒	●	●	●	—	●	●	+长袖加厚橡胶手套	○	●	○
标本运送	●	●	—	●	●	—	—	—	—	—
尸体处理	●	●	—	●	●	●	+长袖加厚橡胶手套	○	●	●
行政管理	●	—	●	—	○	—	—	—	—	—

注：①●应选择，○根据暴露风险选择。
②暴露风险高的操作，有条件时可选动力送风过滤式呼吸器。

穿脱防护用品流程及要点

个人防护用品，是为了保护医务人员、患者及患者家属免于感染或传播感染而穿戴的衣物或设备。医务人员应根据不同的预防措施级别选用合适的防护用品，并按照标准程序进行正确的穿戴和脱摘。

一、医务人员进入隔离病区穿戴防护用品程序（表5-2）

1. 进入清洁区。①一次性帽子或布帽→②穿工作鞋袜→③可换刷手衣裤。

2. 由清洁区进入潜在污染区前。①穿工作服→②手部皮肤有破损或疑似有损伤者戴乳胶手套。

3. 由潜在污染区进入污染区前。①脱工作服换穿防护服或隔离衣→②加戴一次性帽子和一次性医用外科口罩（共穿戴两层帽子、口罩）→③戴防护眼镜→④戴手套→⑤穿鞋套。

表5-2　防护用品穿戴顺序及要点

防护用品	穿戴顺序及要点
1. 防护口罩	检查口罩系带是否牢固 罩住口、鼻及下巴，鼻夹部向上紧贴面部 双手指尖放于金属鼻夹处，根据鼻梁的形状塑造鼻夹，双手不接触面部任何部位 双手完全盖住防护口罩，快速呼气2次，检查密合性
2. 一次性帽子	帽子由额前向脑后罩于头，头发不得外漏
3. 防护服	先穿下衣再穿上衣 防护服帽子需完全盖住一次性帽子
4. 医用外科口罩	加戴至防护口罩外
5. 防护眼镜	佩戴前检查有无破损、松懈
6. 手套	手套腕部紧套于防护服袖口
7. 鞋套	需完全包裹工作鞋

二、医务人员离开隔离病区脱摘防护用品程序（表5-3）

1. 由污染区进入潜在污染区前。①脱外层一次性医用外科口罩→②脱外层一次性帽子→③脱防护服或者隔离衣→④脱鞋套→⑤脱手套，将污染的防护用品分置于专用容器中，再次手消毒，进入潜在污染区，换穿工作服。

2. 由潜在污染区进入清洁区前。①洗手与手消毒→②脱工作服→③再次洗手和手消毒，进入清洁区。

3. 离开清洁区前。①洗手与手消毒→②脱里层一次性帽子或布帽→③脱里层医用防护口罩→④沐浴更衣→⑤清洁口腔、鼻腔及外耳道（生理盐水）。

表5-3　防护用品脱卸顺序及要点

防护用品	脱卸顺序及要点
1. 防护眼镜	手消毒后将护目镜轻轻摘下，注意双手不要触及面部 放入医疗性废物容器中（如可重复使用，则放入固定回收容器内集中消毒）
2. 医用外科口罩	不触及口罩外侧面
3. 防护服	脱下袖子 由上往下，边脱边卷防护衣成包裹状，污染面向里 过程中不能触及防护服外面及内层工作服，做到无二次污染
4. 鞋套	从内向外翻折脱除
5. 手套	最大程度减少污染，捏住一只手套并拉出拇指，然后用"干净"的拇指将第二只手套的袖口拉下，从内侧面移除并丢弃
6. 一次性帽子	抓住头顶部取下手术帽
7. 防护口罩	双手示指勾住（下方）颈后系带，提过头部 空一手脱上方（头中）系带，投入医疗性废物容器内 双手不要触及面部，避免二次污染

4. 注意事项。

（1）戴医用防护口罩或全面型呼吸防护器应进行面部密合性试验。

（2）医用防护口罩一般4小时更换，遇污染或潮湿，应及时更换。

（3）每次接触患者后立即进行手的清洗和消毒。

（4）一次性医用外科口罩、医用防护口罩、防护服或者隔离衣等防护用品被患者血液、体液、分泌物等污染时应当立即更换。

（5）在污染区内，严禁调整个人防护装备。

（6）脱下的防护眼罩、长筒胶鞋等非一次性使用的物品应直接放入盛有消毒液的容器内浸泡；其余一次性使用的物品应放入黄色医疗废物收集袋中作为医疗废物集中处置。

（7）脱卸防护装备的每一步均应进行手消毒，所有防护装备全部脱完后再次洗手、手消毒。

（8）下班前应当进行个人卫生处置，并注意呼吸道与黏膜的防护。

护目镜防雾处理

受各种条件限制，有很多医院为临床医务人员配备的护目镜并不一定是防雾型的。有的护目镜会很快起雾，护目镜起雾会阻挡视线，给医务人员的临床工作带来很大的困扰。因此，医务人员在戴护目镜之前，如果使用的不是防雾型的护目镜，要先做防雾处理，以利于临床工作。

防雾措施

（一）防雾喷剂

对护目镜的内壁喷防雾剂或涂抹喷雾剂，涂抹后晾干，待干燥后可放入清水中浸泡2秒，清水浸泡能使防雾剂和镜片增加亲和力，晾干即可使用。

（二）免洗手消毒凝胶

轻挤两滴消毒凝胶于镜片上，再用棉签正反两面轻轻涂擦，晾干后镜片会变得更洁净，并增加防雾效果。

（三）酒精

将酒精和水按1∶3比例稀释，涂擦在镜片上静置一会儿，再用眼镜布轻轻擦拭，待干后可达到较好的防雾效果。

（四）碘附内涂

碘附成分是单质碘与聚乙烯比咯烷酮的不定型结合物，具有广谱杀菌及表面活性作用，用碘附溶液进行护目镜内涂，涂薄薄一层，以不影响视线不染色为宜，待干后即可使用。

（五）洗洁精

用洗洁精均匀涂抹护目镜内侧面，自然待干。优点是取材方便，缺点是易起泡沫。

防护用品并发症的预防

由于医务人员在临床一线需长时间叠加佩戴口罩、护目镜、防护屏等防护用品，头面部皮肤会持续受到压力、剪切力和摩擦力的影响，并受到汗液的浸渍，皮肤耐受力降低，容易造成皮肤或皮下组织的机械性损伤，甚至出现继发感染等多种皮肤问题。因此，有必要对防护用品相关并发症进行提前预防。

防护用品并发症

（一）医疗器械相关压力性损伤

医务人员发生的医疗器械相关压力性损伤多发生于脂肪组织较少的部位，如头、面、颈部，其中最常发生的部位为耳郭，其次为鼻部、脸颊部、额部、耳郭后部。医疗器械相关压力性损伤主要以Ⅰ期压疮、Ⅱ期压疮为主。

预防措施

1. 正确选择。根据工作岗位特点评估防护级别需求，结合工作时长，正确选择型号合适且柔韧性、贴合性较好的防护用品。

2. 评估皮肤。每天两次评估耳郭、鼻部、脸颊部、额部、耳郭后部等易受损区域皮肤的完整性、颜色、感觉及温度、湿度等，查看有无压力相关损伤迹象。

3. 保护皮肤。佩戴防护用品前，在头面部易受损区域涂抹含有亚油酸、亚麻酸、维生素E等的液体敷料，轻拍至皮肤吸收进行保护。

4. 正确佩戴。调整防护用品绳带至合适长度，以避免皮肤过度受压，根据皮肤评估情况，提升或者移动防护用品位置，缓解同一部位皮肤的受压情况。

5. 局部减压。在防护用品与皮肤接触位置，预防性地使用敷料进行局部减压。薄膜敷料可减少来自防护用品的摩擦力；泡沫敷料能够保持水平衡，内层中心泡沫垫可吸收渗液与局部减压，外层疏水材料保持通透，维持皮肤的微环境；水胶体敷料能形成低氧张力，促进组织微循环，透气防水。可根据皮肤受压情况，选用合适的敷料进行裁剪，剪裁范围大于发红或者破损区域1~2cm，贴于皮肤受压部位进行局部减压。若无合适的伤口敷料，可使用莫匹罗星软膏、复方多黏菌素B软膏或艾洛松软膏（建议使用不超过3天），将

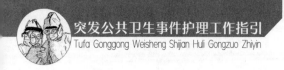
软膏薄涂于受压区域。

（二）对口罩、手套、洗手液或消毒液过敏

长时间使用防护用品，有可能对防护用品或消毒用品中的某些成分过敏，初期表现为接触部位如面部、手部皮肤的红斑及轻度水肿等，常常瘙痒不适，如接触致敏物时间长、自身敏感性高，则可能在红斑的基础上出现丘疹、水疱，甚至糜烂，痒痛不适，导致接触性皮炎。

预防措施

适当阻隔。尽量避免接触可疑致敏物，或采用适当的阻隔措施。在接触部位先涂一层氧化锌软膏、凡士林软膏或他克莫司软膏等，再穿戴防护用具。

（1）对乳胶手套过敏，可在手上先涂一层氧化锌软膏、凡士林软膏或他克莫司软膏等，然后穿戴一层薄膜手套或布手套，再穿戴乳胶手套。

（2）洗手液过敏则改用肥皂洗手。

（三）股癣

防护服内通气性差，会阴部长时间闷热潮湿，加上走动摩擦，比较容易出现红斑、浸渍、糜烂（特别是多汗体质者），容易合并细菌或真菌感染，对于既往有阴部湿疹或股癣者更易发作。自觉瘙痒难忍，甚至疼痛不适。缺乏蔬菜、水果和维生素也是诱因之一。

预防措施

1. 清洁通风。尽量选用宽松且吸湿性好的纯棉质内裤，避免穿紧身内裤（尤其是化纤产品），注意会阴部通风、干爽，注重清洁；会阴部扑洒爽身粉、痱子粉、医用滑石粉等有良好预防作用。

2. 外用药物。股癣者需提前外用抗真菌药膏（如联苯苄唑乳膏、益康唑霜、特比萘芬乳膏等）。

3. 补充维生素。饮食中注意增加富含维生素的水果、蔬菜等。

（四）手部皮肤浸渍

持续穿戴橡胶制品，会因透气性差致皮肤长期处于潮湿状态，发生皮肤浸渍（尤其是本身手汗较多者），常表现为局部皮肤变软、发白、起皱，有时可出现层状脱皮，甚至皮肤裂口（皲裂）等。

预防措施

1. 彻底干燥。确保穿戴防护用具的松紧适度，待皮肤及防护用具消毒剂彻底干燥后再进行穿戴。

2. 护肤保湿。

（1）穿戴防护用具前，手部外用合适的护肤品，使皮肤表面形成脂质膜，减少对皮肤的摩擦，隔离汗液及其他刺激。

（2）穿戴结束清洁皮肤后，及时使用具有保湿功效的护肤品。

（五）痱子

由于长时间穿戴防护用具，闷热环境内人量的汗液不能蒸发，使角质层浸渍肿胀，汗腺导管受压，汗液潴留并向周围组织外渗，形成丘疹、水疱或脓疱，称为痱子。合并感染者称为脓痱。常伴有瘙痒不适。多见于躯干、四肢部位。

预防措施

1. 调控环境温度。尽量降低环境温度，避免出汗，保持躯干、四肢部位凉爽。
2. 外用药物。穿着防护服前局部外用痱子粉或炉甘石洗剂等。

（廖晓艳　林恺　罗小琴）

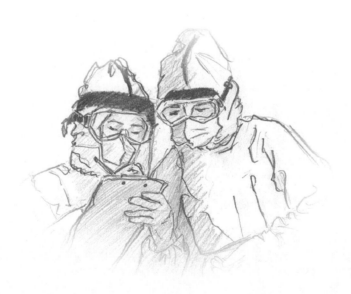

第六章

消毒隔离

突发公共卫生事件，特别是重大传染性疾病疫情发生时，医院是集中救治患者的主要场所，因此，根据传染性疾病的疫情特点、传播方式和传播途径，制定科学的、有针对性的、严密的消毒隔离措施，并切实加以落实，有助于最大限度地防止病原微生物的蔓延扩散，防范医院感染的发生，杜绝疫情对患者及医务人员自身的危害。

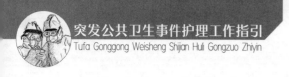

第一节

区 域 划 分

医院发热门诊、感染内科隔离病房是传染性疾病患者集中进行诊治的重要场所，其建筑及平面布局应遵循《医院隔离技术规范》中"三区两通道"的基本要求，并在实际工作中严格遵守，为防控医院感染提供基础保障。

一、发热门诊、隔离病房区域划分

三区两通道是指感染内科为隔离患者与易感者所划分的特殊区域和通道。三区是指清洁区、潜在污染区和污染区；两通道是指医务人员通道和患者通道。

1. 清洁区。不易受到患者血液、体液和病原微生物等物质污染，是传染病患者不应进入的区域。包括医务人员的值班室、卫生间、男女更衣室、浴室以及储物间、配餐室等。

2. 潜在污染区。有可能被病原微生物污染的区域也称为半污染区。如医护办公室、治疗室、化验室、内走廊及出院卫生处置室等。

3. 污染区。凡被病原微生物污染或被患者直接接触和间接接触的区域。如病室、厕所、浴室等。

二、设置三区两通道的重要性

三区两通道是针对传染病或者传播力较强的感染性疾病设置的，这种分区和通道的合理设置和规范管理，能够减少人员流和物品流之间的交叉（洁、污交叉），同时有效地减少医患之间的交叉。要求在相应的区域和通道内，必须要进行相应等级的防护，只能做在这个区域内才可以做的事情。

三区两通道实际上是有效地防控医院感染最重要的、最基础的措施，是所有一切防控措施有效开展、取得效果的基础。没有三区两通道这样规范的设置和管理，再好的防护、再好的防护用品，也不会得到很好的感控效果。

三、有效落实三区两通道区域划分

（一）严格按照医院感染管理要求，划分好三区两通道

在三区两通道之间设置醒目标识带。分区之间用不同的颜色标识带标识，污染区用红色、潜在污染区用橙色、清洁区用绿色，做到区分明显。工作人员通道用蓝色箭头标识，患者通道用黑色箭头标识，楼层平面图在各楼层出入口公示上墙。

（二）加强全体工作人员分区防护知识培训，做到人人熟知并遵守

医务人员根据防护级别要求进行相应防护。

1. 一级防护。适用于预检分诊、发热门诊与感染性疾病科门诊医务人员。

2. 二级防护。适用于医务人员从事与疑似或确诊患者有密切接触的诊疗活动。

3. 三级防护。适用于为疑似或确诊患者实施产生气溶胶操作的医务人员，如吸痰、呼吸道采样、气管插管和气管切开等有可能发生患者呼吸道分泌物、体内物质的喷射或飞溅的工作时。

首先工作人员着便装从清洁通道进入清洁区（更衣室），在入口处更换专用防护鞋，采用快速手消毒剂进行双手消毒，穿戴好防护用物，然后经潜在污染区方可进入污染区。当医护人员离开污染区时，按上述路线反向落实，不得有越线、跨区域等现象。穿戴防护用品过程中遵循穿脱防护用品的原则及要求，严格落实手卫生，严禁用污染的手套触碰相对干净的洗手衣、面部、眼睛等。

（三）科室设置防控督导组进行落实情况检查督导

设置科室层面及医院层面的防控督导组，负责检查督导科室人员三区两通道遵守情况，防护用品正确穿脱落实情况等，发现问题，立即进行整改。

第二节

疫情期间重点科室及部门消毒指引

传染性疾病疫情期间的应急处置措施，本着"预防为主、常备不懈"的方针，结合医院收治患者的种类及范围，应有针对性地、全面彻底地消毒，有效地预防和控制疫情，保障人民群众的身体健康和生命安全。同时，应避免过度消毒，减少过度消毒带来的环境污染和人体健康问题。传染性疾病疫情期间隔离病房、发热门诊、急诊科、救护车、影像检查科、医疗电梯、消毒供应中心等是消毒隔离管理的重点部门，应制定翔实的消毒指引。

一、发热门诊、隔离病房消毒指引

传染性疾病疫情期间，定点收治医院均设置有发热门诊、隔离病房。做好发热门诊、隔离病房的消毒工作，对于控制感染源、切断传播途径尤为重要。

（一）日常清洁消毒

1. 空气消毒。

（1）定期通风。每天2~3次，每次不少于 30 分钟。加强空气流通，必要时使用风扇或安装机械通风，控制气流方向（室内排风口宜远离门，宜安置于门对侧墙面上，保持气流由清洁侧流向污染侧）。集中空调通风系统的维护与保养应由空调净化专业人员依据《公共场所集中空调通风系统清洗规范》的规定执行。

（2）合理使用空气消毒器或紫外线照射。有人状态下可持续开启循环风紫外线空气消毒机或静电吸附式空气消毒机（使用方法参照机器生产厂家说明书）；无人状态下可采用紫外线灯进行空气消毒，紫外线灯采用悬吊式或移动式直接照射，照射强度应确保达到1.5W/m³以上，照射时间为60分钟，每天消毒2次。

（3）负压病房。①保证气流流向以清洁区→潜在污染区→污染区方向流动。②相邻区域压差≥5Pa。负压程度由高到低，依次为隔离病房卫生间（−20Pa），隔离病房房间（−15Pa），缓冲间（−10Pa），潜在污染区走廊（−5Pa）。③负压病房污染区和潜在污染区换气次数宜为10~15次/小时。④负压病房回风口内表面使用有效氯2 000mg/L 的含氯消毒液擦拭，1次/天。⑤层流系统的维护依据GB/T 35428—2017《医院负压隔离病房环境控制要求》执行。⑥加强负压病房空气消毒。负压开启时在无人情况下使用紫外线灯照射，紫外线照射时间为60分钟，每天消毒2次；有人情况下持续开启空气消毒机消毒；负压关闭时且无人情况下，可选择过氧乙酸、二氧化氯、过氧化氢等消毒剂，采用超低容量喷雾法进行消毒（具体操作方法、消毒剂使用剂量、注意事项等遵循产品使用说明书），并做好消毒登记。

2．物表消毒。对隔离病房环境与物表用有效氯1 000~2 000mg/L的含氯消毒液擦拭（床单位）或喷洒（卫生间）消毒，作用30分钟后，用清水擦拭干净；或用75%乙醇消毒液或等效的一次性消毒湿巾擦拭。注意床栏、床边桌、呼叫按钮、监护仪、微量泵（输液泵）、门把手等物表，不留死角。每天至少清洁消毒3次。

3．地面消毒。采用湿式清洁，用有效氯500~1 000mg/L 的含氯消毒液进行湿式拖地，作用30分钟后再用清水拖干净。

4．复用器械消毒。

（1）听诊器、血压计、温度计等医疗器具和物品专人专用。听诊器、血压计用后使用75%的乙醇擦拭消毒（至少3遍），体温计采用75%乙醇浸泡消毒。

（2）复用器械预处理。可浸泡耐腐蚀的医疗器械，可用有效氯2 000mg/L的含氯消毒液浸泡30分钟后，再用清水冲洗干净；不耐腐蚀的医疗器械，可用75%乙醇擦拭消毒。

（3）预处理后的污染诊疗器械、器具和物品应使用双层黄色医疗垃圾袋收集，扎紧袋口，置于密闭回收箱，并做好"特殊感染"标记，放置在指定位置，电话通知消毒供应中心进行集中回收处置。

（4）使用呼吸机支持治疗时，应采用一次性呼吸机管道，在呼吸机的呼气端和吸气端均加装过滤器。

（5）防护用品的清洁消毒。必须重复用的防护用品（如护目镜），每次使用后用有效氯500~1 000mg/L的含氯消毒液浸泡30分钟，清水冲洗干净，晾干备用。

5．污染物消毒（患者血液、分泌物、呕吐物）。

（1）少量污染物可用一次性吸水材料（如纱布、抹布）蘸取有效氯5 000~10 000mg/L的含氯消毒液（或能达到高水平消毒的消毒湿巾、干巾）小心移除。

（2）大量污染物应使用含吸水成分的消毒粉或漂白粉完全覆盖，或用一次性吸水材料完全覆盖后用足量的有效氯5 000~10 000mg/L的含氯消毒液浇在吸水材料上，作用 30分钟以上（或能达到高水平消毒的消毒干巾），小心清除干净。

清除过程中避免接触污染物，清理的污染物按医疗废物集中处置。

患者的分泌物、呕吐物等应有专门容器收集，用有效氯20 000mg/L的含氯消毒液，按物：药为1：2比例浸泡消毒2小时。清除污染物后，应对污染的环境物表进行消毒。盛放污染物的容器可用有效氯5 000mg/L的含氯消毒液浸泡消毒30分钟，然后清洗干净。

6．餐（饮）具消毒。餐（饮）具清除食物残渣后，煮沸消毒30分钟，也可用有效氯500mg/L的含氯消毒液浸泡30分钟后，再用清水洗净。

7. 手卫生。严格掌握实施手卫生的时机。无明显污染物时可选用含乙醇的速干手消毒剂或醇类复配速干手消毒剂，或直接用75%乙醇进行擦拭消毒；醇类过敏者，可选择季铵盐类等有效的非醇类手消毒剂；特殊条件下，也可使用3%过氧化氢消毒剂、0.5%碘附或0.05%含氯消毒液等擦拭或浸泡双手，并适当延长消毒作用时间。有肉眼可见污染物时应先使用洗手液在流动水下洗手，然后按上述方法消毒。

8. 皮肤、黏膜消毒。皮肤被污染物污染时，应立即清除污染物，再用一次性吸水材料蘸取0.5%碘附或过氧化氢消毒剂擦拭消毒3分钟以上，使用清水清洗干净；黏膜应用大量生理盐水冲洗或0.05%碘附冲洗消毒。

（二）终末消毒

疑似或确诊患者转科、出院、转院或者死亡后，患者房间的环境和使用的物品应当进行终末消毒。首选二氧化氯新型气体消毒方法，或按如下消毒方法。

1. 空气消毒。在无人状态下，首先关闭门窗，然后进行室内空气消毒。可选以下方法之一。

（1）气溶胶喷雾法。采用含0.5%过氧乙酸或3%过氧化氢或500mg/L 二氧化氯，按20mL/m³ 的量进行气溶胶喷雾消毒。消毒前关好门窗，喷雾时按先上后下、先左后右的顺序，对表面及空间均匀喷雾，作用60分钟。没有空气净化系统的隔离病房，只需进行一次气溶胶喷雾消毒。有空气净化系统的隔离病房，先关停隔离病房的空气净化系统，消毒后再开启隔离病房的空气净化系统，再次进行气溶胶喷雾消毒，作用60分钟。

（2）汽化（气化）过氧化氢消毒装置消毒法。可对空气和环境物表进行一体化消毒，具体操作按设备使用说明书进行。注意事项：喷雾消毒必须覆盖隔离病房所有区域，包括清洁区、潜在污染区、污物通道、病房的天花板、墙壁等，喷雾前应将室内易腐蚀的仪器设备（如监护仪、显示器）等物品盖好，消毒结束后对易腐蚀物品用75%乙醇喷洒和一次性使用消毒湿巾擦拭消毒。

（3）若无上述设备实施空气消毒时，可用紫外线照射法对空气消毒60分钟（无人条件下），消毒完毕充分通风后方可进行下一步的环境物表消毒。

2. 病房环境与物表的消毒。

（1）耐腐蚀的物表（如床栏、床头柜、传递窗、诊疗设施、设备、门等）用有效氯2 000mg/L 的含氯消毒液擦拭消毒，作用60分钟，消毒后用清水擦拭干净。

（2）不耐腐蚀的物表（如电脑、诊疗设施、设备等）用75%乙醇擦拭。

（3）地面用有效氯2 000mg/L的含氯消毒液进行湿式拖地，作用60分钟后再用清水拖干净。

（4）转运车辆（含车上设备）等密闭场所可先用有效氯2 000mg/L的含氯消毒液（或其他高效消毒剂）喷洒表面，作用60分钟后再对重点污染部位、物品、地面等采用有效氯

2 000mg/L的含氯消毒液（或其他高效消毒剂）消毒处理，消毒后用清水擦拭干净，确保终末消毒后的场所及其中的各种物品不再有病原体的存在。

3. 衣服、被褥等纺织品的处理。在收集时应避免产生气溶胶，建议均按医疗废物集中处理。无肉眼可见污染物时，若需重复使用，可用流通蒸汽或煮沸消毒30分钟；或先用有效氯500mg/L的含氯消毒液浸泡30分钟，然后按常规清洗；或采用水溶性包装袋盛装后直接投入洗衣机中，同时进行洗涤消毒30分钟，并保持500mg/L的有效氯含量；贵重衣物可选用环氧乙烷方法进行消毒处理。

4. 中央空调系统（通风系统）。按要求更换过滤器；出风口用有效氯1 000mg/L的含氯消毒液喷雾消毒，作用60分钟，消毒后用清水擦拭干净（如消毒处理后出现损坏，需及时更换）。

（三）潜在污染区（护士站、无菌物品间、治疗室、仪器室等）的消毒

1. 耐腐蚀的物表（如床栏、床头柜、传递窗、窗户及办公桌椅、诊疗设施、设备、门等）用有效氯500mg/L的含氯消毒液擦拭消毒，作用30分钟后用清水擦拭干净。

2. 不耐腐蚀的物表（电脑、诊疗设施、设备表面等）用75%乙醇消毒液喷洒至表面湿润，或用等效的一次性消毒湿巾擦拭。

3. 地面用有效氯1 000mg/L的含氯消毒液进行湿式拖地，作用30分钟后，用清水拖干净。

4. 窗帘布，用有效氯500~1 000mg/L的含氯消毒液喷洒（雾）至表面湿润，作用30分钟后，再按照常规程序进行拆洗处理。

5. 洁净系统，如有，按要求更换过滤器，出风口用有效氯500mg/L的含氯消毒液喷雾消毒，作用60分钟，消毒后用清水擦拭干净（如消毒处理后出现损坏，需更换）。

（四）污物通道的消毒

1. 地面。用有效氯1 000mg/L的含氯消毒液进行湿式清扫，作用30分钟后，用清水拖干净。

2. 物表。如传递窗、窗户、门等，用有效氯500~1 000mg/L的含氯消毒液擦拭消毒，作用30分钟后，用清水擦拭干净。

（五）清洁区（医生办公室、值班房、会议室、餐厅等）的消毒

1. 物表消毒。

（1）耐腐蚀的物表（如床栏、床头柜、传递窗及办公桌椅、诊疗设施、设备、门等）用有效氯500mg/L的含氯消毒液擦拭消毒，作用30分钟后，用清水擦拭干净。

（2）不耐腐蚀的物表（如电脑、诊疗设施、设备表面等）用75%乙醇擦拭消毒。

（3）地面用有效氯500mg/L的含氯消毒液进行湿式拖地，作用30分钟后，用清水拖干净。每天2次。

（4）复用物品（如拖鞋、工作服）可采用有效氯500mg/L的含氯消毒液浸泡30分钟后，再按照常规程序进行处理。

2．空气消毒。加强空气流通，每天定期通风至少2次，每次至少30分钟。紫外线灯（无人状态下）进行空气消毒，每天至少2次。

（六）清洁工具的消毒

各区域的拖布、抹布需分区放置，使用后不同区域集中消毒、清洗，干燥保存。拖布、抹布消毒方法：先用有效氯1 000~2 000mg/L的含氯消毒液浸泡，时间≥30分钟，然后再清洗、干燥备用。

（七）转运工具的消毒

用有效氯500mg/L的含氯消毒液进行喷雾（洒）消毒，作用30分钟后，用清水清洗，干燥备用。

（八）环境与物表的消毒效果监测

终末消毒结束后，对隔离病房各区域的物表、空气和工作人员的双手等消毒效果进行监测评价，由具备检验、检测资质的实验室相关人员进行。

1．物表。按GB15982—2012《医院消毒卫生标准》附录A进行消毒前后物表的采样，消毒后采样液为相应中和剂。消毒效果评价一般以自然菌为指标，必要时，也可根据实际情况，用指示菌评价消毒效果，该指示菌抵抗力应等于或大于现有病原体的抵抗力。以自然菌为指标时，消毒后消毒对象上自然菌的杀灭率≥90%，可判为消毒合格；以指示菌为指标时，消毒后指示菌杀灭率≥99.9%，可判为消毒合格。

2．室内空气。按GB15982—2012《医院消毒卫生标准》附录A进行消毒前后空气采样，消毒后采样平板中含相应中和剂。消毒后空气中自然菌的消亡率≥90%，可判为消毒合格。

3．工作人员的双手。按GB15982—2012《医院消毒卫生标准》附录A进行消毒前后手的采样，消毒后采样液为相应中和剂。消毒前后手上自然菌的杀灭率≥90%，可判为消毒合格。

4．医院污水消毒效果。按GB18466《医疗机构水污染物排放标准》相关规定进行评价。

（九）医疗废物的收集交接

具体见本章第三节。

二、急诊科、门诊预检分诊清洁消毒指引

本指引适用于：急诊科、门诊预检分诊等科室的日常消毒。

（一）物表消毒

病区（诊区诊疗设施、设备表面、高频接触表面，如床栏、床边桌、呼叫按钮、监护仪、微泵、门把手、计算机等物表及转运车辆、担架运输工具等，首选有效氯1 000~2 000mg/L的含氯消毒液擦拭消毒（不耐腐蚀、金属等设备、设施表面使用75%的乙醇擦拭消毒），每天至少3次。有肉眼可见污染物时，先使用一次性吸水材料清除污染物后再进行常规消毒。清理后的污染物可按医疗废物集中处置，也可排入有消毒装置的污水系统。医疗设备清洁消毒，参照《医疗设备的清洁和消毒指引》进行消毒。

（二）地面消毒

若有肉眼可见污染物时应先使用一次性吸水材料完全清除污染物后，用有效氯2 000mg/L的含氯消毒液擦拭消毒；无明显污染物时用有效氯1 000~2 000mg/L的含氯消毒液擦拭消毒，每天2次，遇污染随时消毒。

（三）复用物品（如诊疗器械、器具）消毒

1. 尽量选择一次性使用的诊疗用品。听诊器、温度计、血压计等医疗器具和物品实行专人专用。定期进行消毒，听诊器、血压计用后使用75%的乙醇擦拭消毒（至少3遍），温度计采用75%的乙醇浸泡消毒。

2. 重复使用的医疗器械、器具，应当按照"特殊病原体"中"突发原因不明的传染病病原体"污染的诊疗器械、器具和物品处理。使用后先做预处理，方法是采用有效氯2 000mg/L的含氯消毒液浸泡30分钟，不耐湿的物品采用有效氯2 000mg/L的含氯消毒液喷雾消毒方法，作用时间30分钟；预处理后采用双层密封袋密封后，做好外标识，注明"特殊病原体"，通知消毒供应中心回收。消毒供应中心按规定的清洗消毒流程处理。

3. 患者用过的床单、被套、枕套由洗衣房集中进行清洗、消毒，科室做好"特殊病原体"标记。

（四）空气管理和消毒

房间开窗通风，必要时使用机械通风（若患者所处环境处于下风向，切勿将污染空气吹向非污染区），加强空气流动。

若收治的疑似或者确诊患者转科或出院，及时对病房进行终末消毒，消毒方法参照《隔离病房终末消毒指引》。

（五）防护用品的清洁消毒

尽量选择使用一次性防护用品，应每次使用后更换。必须复用的防护用品，如护目镜，每次使用后用有效氯2 000mg/L的含氯消毒液浸泡30分钟，再用清水冲洗干净，晾干备用。

三、救护车及转运车终末清洁消毒指引

转运传染性疾病疑似及确诊患者的救护车及转运车，原则上应专车专用，做好预防性消毒，预防传染性疾病的扩散。当转运任务完成后，进行一次彻底的终末消毒，包括做好车内空间终末消毒和整部车外部的清洗。

消毒工作人员防护要求：实施二级防护，包括：穿戴医用防护口罩+面屏或护目镜、一次性工作帽、一次性隔离衣或防护服、一次性乳胶手套（双层）、防水胶鞋+一次性鞋套。

（一）救护车内空气消毒

1. 使用过氧化氢空气消毒系统喷雾消毒（操作方法、消毒剂使用剂量、注意事项等遵循产品使用说明书），作用60分钟后开窗通风，并做好消毒登记。

2. 或可使用紫外线灯消毒照射60分钟，确保达到$1.5W/m^3$以上（如每支灯管额定40W，则可以辐照$26.67m^3$），并做好消毒登记。

（二）救护车物表消毒

1. 使用有效氯2 000mg/L的含氯消毒液湿抹布或等效的一次性消毒湿巾擦洗担架、扶手、救护车地面等。如被血液、体液、排泄物等污染，应先清除污物再消毒，消毒作用30分钟后开窗通风，并用清水再次擦洗表面。

2. 止血带、氧气湿化瓶，建议使用一次性用品。听诊器、血压计和袖带、除颤仪电极板、药品急救箱、除颤仪、心电监护仪、车门内外把手，使用75%乙醇或等效的一次性消毒湿巾擦拭消毒，至少3次。

3. 救护车外部用清水冲洗干净后，用抹布擦干即可。驾驶室如无污染，可用75%乙醇或等效的一次性消毒湿巾擦拭消毒；如有污染，使用有效氯2 000mg/L的含氯消毒液擦拭消毒，消毒作用30分钟后，用清水再次擦洗消毒表面。

（三）负压救护车消毒

负压救护车过滤除菌系统的滤器或滤材应及时请专业清洗维修人员进行清洗消毒并定期检修、更换。清洗消毒可用有效氯2 000mg/L的含氯消毒液浸泡或直接喷洒至完全浸湿，作用60分钟，再进行彻底清洗。更换下来的废弃过滤器或滤材直接密封，做医疗废物处理。

消毒剂按要求配置，加盖密闭存放，并注明配置时间。配置好的含氯消毒液，不得超过24小时，使用时监测浓度是否达标，并做好消毒登记。

四、影像设备及机房消毒指引

影像科处于抗击疫情第一线，担负医院门诊患者筛查诊断和疑似传染病患者诊断等重要任务，影像检查机房处于相对密闭环境，且影像科具有人员密集、流动性大的特点，因此，影像检查过程中易造成职业暴露。在影像检查过程中，要严格落实防护措施和消毒措施。

（一）物表消毒

1. 专用机房设备表面，首选有效氯2 000mg/L的含氯消毒液擦拭消毒，不耐腐蚀的使用75%乙醇擦拭消毒（每个患者做完检查后执行消毒），每天至少2次，作用时间30分钟。

2. 普通机房设备表面，可用有效氯250~500mg/L的含氯消毒液或者75%乙醇擦拭消毒，清洁消毒一步完成，每天至少2次。遇污染随时消毒，如有肉眼可见污染物时，应先使用一次性吸水材料蘸取有效氯10 000mg/L的含氯消毒液完全清除污染物，然后常规消毒。

3. 候诊大厅的桌椅，用有效氯250~500mg/L的含氯消毒液擦拭消毒，每天至少1次。

（二）地面消毒

1. 检查专用机房地面使用有效氯2 000mg/L的含氯消毒液消毒。

2. 普通机房可用有效氯250~500mg/L的含氯消毒液消毒，有肉眼可见污染物时，应先使用一次性吸水材料完全清除污染物后再消毒。每天至少2次，遇污染时随时消毒。

（三）空气消毒

1. 大厅和各个机房。有人情况下，配置使用空气消毒机循环式空气消毒，加强通风；无人情况下，使用紫外线照射进行空气消毒，每次60分钟，每天至少2次，然后开窗通风。

2. 发热患者专用机房。有人情况下，空气消毒机循环式持续空气消毒。每个患者检查完毕后，立即使用紫外线照射进行空气消毒30~60分钟，然后用75%乙醇擦拭机房设备表面，开窗通风。每天至少进行1次终末消毒，采用6%过氧化氢喷雾消毒（4mL/m^3）或用不同品牌的过氧化氢空气消毒机喷雾消毒，操作方法、使用剂量、作用时间、注意事项等遵循产品使用说明，作用2小时，严格按照使用浓度、使用剂量、消毒作用时间及操作方法进行消毒，消毒完毕充分通风后方可使用。确诊患者检查后，严格按照终末消毒流程处理。

3. 空调冷凝水处理。另外接管引到带盖的桶里，桶内放含氯消毒液，浓度达到2 000mg/L，每天倾倒。

（四）诊疗用品消毒

1. 严格执行护理操作规程，做到"一人一巾一带"。

2. 血压计每次使用后用消毒湿巾擦拭，紫外线消毒至少每天2次，每次1小时。

3. 护目镜消毒：消毒湿巾擦拭后，75%乙醇浸泡60分钟，清水清洗干净，晾干备用；或每次使用后有效氯500~1 000mg/L的含氯消毒液浸泡30分钟，清水冲洗干净，晾干备用，每天更换浸泡消毒液并记录。

（五）医疗废物处置

影像科产生的医疗废物均按感染性医疗废物，严格依照《医疗废物管理条例》和《医疗卫生机构医疗废物管理办法》管理，对检查过疑似患者或诊治确诊患者的工作人员的防护用品，应做完检查后直接丢弃于医疗废物桶内，要求双层封扎，用有效氯不低于1 000mg/L的含氯消毒液均匀喷洒外包装表面，外包装特殊标识清楚，密闭，专人、专车转运，并做好交接记录。及时对医疗废物临时存放点用有效氯2 000mg/L的含氯消毒液擦拭消毒和紫外线灯照射消毒。

五、呼吸机消毒指引

消毒工作人员防护要求：穿戴一次性隔离衣、一次性医用外科口罩、一次性工作帽、一次性乳胶手套、一次性鞋套。

（一）具体方法

1. 高流量呼吸湿化治疗仪消毒。使用紫外线照射60分钟→拆卸并丢弃使用过的呼吸湿化治疗仪回路、鼻塞导管或气管插管接头→用75%乙醇纱布以机械摩擦式擦拭加热呼吸管连接端口、水罐右侧端口、机身表面（可与有效氯2 000mg/L的含氯消毒液交替使用）→更换过滤片（机身背面）→连接消毒管：消毒管蓝色端与治疗仪接口（加热呼吸管连接口）连接，消毒管红色端与水罐左侧连接口连接，消毒过滤器堵住水罐右侧连接口→启动消毒程序，高温消毒55分钟（消毒过程确保机器与氧源断开）→消毒完毕关闭电源，做好消毒登记，治疗仪接口及左右侧水罐接口予无菌纱布包裹保护，放置机房备用。

2. 无创呼吸机。紫外线照射60分钟→拆卸可复用物品，按照"特殊病原体"中"突发原因不明的传染病病原体"污染的诊疗器械、器具和物品处置办法，双层密闭运送至消毒供应中心处理。机体表面：先给予一次性消毒湿巾擦拭表面污物，再给予75%乙醇纱布或有效氯2 000mg/L的含氯消毒液擦拭，至少3次（交替使用）。过滤盖、过滤膜予清水清洗、晾干，过滤网单独予紫外线照射1小时（每2年更换1次），做好消毒登记，放置机房备用。

3. 有创呼吸机。紫外线照射60分钟→拆卸并丢弃一次性呼吸机环路，对于可复用物品，按照"特殊病原体"中"突发原因不明的传染病病原体"污染的诊疗器械、器具和物品处置办法，双层密闭运送至消毒供应中心处理。呼吸机表面包括：屏幕、按键、吊臂、电源线、空氧气源管道，先予一次性消毒湿巾擦拭表面污物，再予75%乙醇纱布或有效氯2 000mg/L的含氯消毒液擦拭，至少3次（交替使用）→空气进口、风扇过滤网用清水清洗、晾干，校正机器并做好消毒登记，放置机房备用。

（二）注意事项

1. 呼吸机由专人管理，科室感控员及医院感染督导员定期督导检查。

2. 不建议常规定期更换呼吸机环路，当存在污染和机械故障时更换（专职人员更换），建议使用一次性呼吸回路。

3. 针对有创呼吸机，首选密闭式吸引装置，次选可吸痰延长管。

4. 有创呼吸机（包括转运机）建议使用带细菌过滤功能的热湿交换器进行湿化，或者使用双加热导丝的加热湿化器。

5. 减少不必要的雾化吸入。

6. 拆卸的废弃物按医疗废物处理。

六、连续性肾脏替代治疗消毒指引

连续性肾脏替代治疗（continuous renal replacement therapy，CRRT），已经从最初的

治疗急性肾损伤或急性肾功能衰竭的范畴，扩大到ICU（重症监护病房）常见的危重症治疗，比如严重的ARDS（急性呼吸窘迫综合征）、严重的脓毒症、多器官功能衰竭等，其治疗范围与治疗适应证明显扩大。突发公共卫生事件疫情期间，应用CRRT治疗抢救危重症患者生命的同时，不可忽视CRRT的消毒隔离。

操作工作人员防护要求：按照三级防护的要求落实。

（一）具体方法

1. 操作前后对机器进行擦拭。使用有效氯500~1 000mg/L的含氯消毒液擦拭，作用30分钟后，再用清水擦拭；或使用75%的酒精纱布擦拭3遍。

2. 设备表面有明显污染物时，需及时用有效氯2 000mg/L的含氯消毒液喷洒并擦拭，作用30分钟后，再用清水擦拭干净。

3. 擦拭顺序。从上到下，从左到右，从顶部到机器底座。

4. 擦拭原则。一人一机一消毒巾。

5. 擦拭时机。严格把握两个重点时机：①上机建立体外循环后，即刻对机器表面接触部位再次清洁消毒；②下机卸装滤器、管路后对机器全面清洁消毒。

6. 废液处理。实施CRRT治疗过程中会产生废液，处理时，首先准备废液处理桶，将废液倒至桶中，然后再放入有效氯2 000mg/L的含氯消毒液，静置30分钟后，按医疗废液处理。

（二）消毒关注的部位

1. 易发生血液污染的机器表面（高频、高危接触）：①靠近穿刺或导管侧肢体的机器表面；②机器操作屏幕；③各种操作按键；④机器底座。

2. 操作者经常触摸部位（高频接触表面）：①置换液秤连接处；②输液挂钩；③机器顶部。

七、疫情流行期间医用电梯消毒指引

医用电梯密闭环境下空气不流通，且人员流动性大。在疫情期间，一定要做好医用电梯的日常清洁消毒和运送疑似或确诊患者使用后的及时清洁消毒。医用电梯的清洁消毒指定专人负责落实并注意做好个人防护。清洁消毒前放置清洁消毒指示牌，清洁消毒结束后撤离指示牌。

（一）医用电梯日常消毒

1. 空气消毒。电梯轿厢内设置紫外线消毒设备。无人状态下，电梯自动开启消毒程序（消毒60分钟），1次/天。定期检查消毒设备是否完好，备用。

2. 物表消毒。

（1）消毒频率：电梯清洁消毒至少2次/天。

（2）清洁消毒程序：使用75%乙醇擦拭轿厢内壁清洁消毒，按从内至外、从上至下、从左至右顺序擦拭，消毒高度不小于1.5m，或使用有效氯500mg/L的含氯消毒液擦拭消毒，然后使用清水对轿厢进行擦拭（含氯消毒液对金属有腐蚀性）；对于高频接触的电梯按键，使用75%乙醇进行擦拭消毒，消毒后表面贴保鲜膜，保鲜膜破损时随时进行消毒并更换保鲜膜；贴上保鲜膜的电梯按键增加消毒频率，使用75%乙醇进行擦拭消毒保鲜膜表面，至少4次/天。

3. 地面消毒。使用有效氯500mg/L的含氯消毒液擦拭地面，顺序为从内至外、从左至右，消毒液作用时间不少于30分钟，然后再次用清水擦拭清洁。

4. 消毒剂配置要求。准确配制消毒剂，配制后加盖密闭存放，并注明配置时间。配置好的含氯消毒液，不得超过24小时，使用时监测浓度是否达标，并做好消毒登记。

（二）运送疑似或确诊患者后电梯消毒

1. 空气消毒。重度污染或运送疑似或确诊患者后，首先选择次氯酸空气消毒系统喷雾终末消毒（操作方法、消毒剂使剂量、注意事项等遵循产品使用说明书），并做好消毒登记，然后启动紫外线设备消毒程序（消毒1小时）。

2. 物表消毒。电梯轿厢内壁清洁消毒程序：使用75%乙醇对轿厢内壁擦拭清洁消毒，按从内至外、从上至下、从左至右顺序擦拭，消毒高度不小于1.5m，或使用有效氯1 000mg/L的含氯消毒液擦拭消毒，消毒液作用时间不少于30分钟，然后使用清水对轿厢进行擦拭（含氯消毒液对金属有腐蚀性）。对于高频接触的电梯按键，去掉表面粘贴的保鲜膜，使用75%乙醇进行擦拭消毒，消毒后更换保鲜膜。

3. 地面消毒。使用有效氯1 000~2 000mg/L的含氯消毒液擦拭消毒，消毒顺序从内至外、从左至右，消毒液作用时间不少于30分钟，然后再次用清水擦拭清洁。

4. 消毒液配置要求。准确配制消毒液，配制后加盖密闭存放，并注明配置时间。配置好的含氯消毒液，不得超过24小时，使用时监测浓度是否达标，并做好消毒登记。

5. 备注说明。运送疑似或确诊患者前，负责护送的工作人员应电话联络电梯班，告知其运送的路线及乘坐的电梯（返送时路线及电梯应与运送时一致）。电梯班工作人员接到运送电话后，按要求进行着装防护。运送结束后，电梯班工作人员马上对电梯进行清洁消毒，并做好清洁消毒登记。

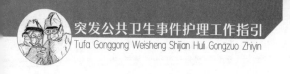
八、疑似及确诊患者复用医疗物品回收消毒指引

疑似及确诊患者一般使用一次性物品，特殊非一次性物品必需严格遵循消毒隔离原则做好处置，以下介绍复用医疗物品回收和清洗消毒指引（图6-1、图6-2）。

操作步骤

注意要点

准备工作

1. 回收路线：按照医院感控指定路线，回收隔离病区、发热门诊等区域器械物品
2. 人员准备：一次性工作帽、医用外科口罩、双层乳胶手套、工作服和工作鞋
3. 物品准备：专用密闭容器和密闭车、乳胶手套、速干手消毒液、黄色医疗废物回收袋
4. 检查要点：着装符合要求、自身防护到位、回收容器密封性好

清洗消毒

1. 出发：单独回收，按照医院感控指定路线，到达隔离区外与对方交接
2. 交接：回收人员将标注"特殊感染"标识的回收袋放入回收容器中，检查密闭性能完好后将回收容器放置于密闭车内。更换外层手套
3. 返回：按医院指定路线返回，送至消毒供应中心处置专区
4. 采用有效氯1 000mg/L的含氯消毒液对回收容器和回收袋进行外表面均匀喷洒消毒处理
5. 取出回收袋内器械和物品进行下一步处理
6. 操作要点：操作过程中做好自我防护，回收过程避免污染环境

终末处理

1. 回收容器和车辆可采用大型清洗消毒器消毒，90℃消毒5分钟，AO值≥3 000，或采用有效氯1 000mg/L的含氯消毒液浸泡擦拭消毒，作用时间30分钟后用流动水冲洗或清水擦拭，干燥存放
2. 对污染物品接触的物表进行消毒
3. 回收人员逐一脱去防护用具，并丢至双层黄色垃圾袋内，最后摘除口罩，流动水下洗手

图6-1　疑似及确诊患者复用医疗物品回收消毒指引

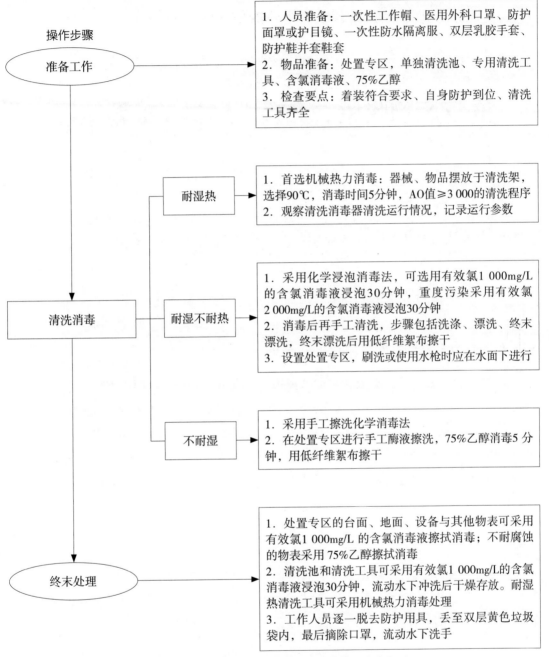

注意要点

操作步骤

准备工作

1. 人员准备：一次性工作帽、医用外科口罩、防护面罩或护目镜、一次性防水隔离服、双层乳胶手套、防护鞋并套鞋套
2. 物品准备：处置专区、单独清洗池、专用清洗工具、含氯消毒液、75%乙醇
3. 检查要点：着装符合要求、自身防护到位、清洗工具齐全

耐湿热

1. 首选机械热力消毒：器械、物品摆放于清洗架，选择90℃，消毒时间5分钟，AO值≥3 000的清洗程序
2. 观察清洗消毒器清洗运行情况，记录运行参数

清洗消毒

耐湿不耐热

1. 采用化学浸泡消毒法，可选用有效氯1 000mg/L的含氯消毒液浸泡30分钟，重度污染采用有效氯2 000mg/L的含氯消毒液浸泡30分钟
2. 消毒后再手工清洗，步骤包括洗涤、漂洗、终末漂洗，终末漂洗后用低纤维絮布擦干
3. 设置处置专区，刷洗或使用水枪时应在水面下进行

不耐湿

1. 采用手工擦洗化学消毒法
2. 在处置专区进行手工酶液擦洗，75%乙醇消毒5分钟，用低纤维絮布擦干

终末处理

1. 处置专区的台面、地面、设备与其他物表可采用有效氯1 000mg/L的含氯消毒液擦拭消毒；不耐腐蚀的物表采用75%乙醇擦拭消毒
2. 清洗池和清洗工具可采用有效氯1 000mg/L的含氯消毒液浸泡30分钟，流动水下冲洗后干燥存放。耐湿热清洗工具可采用机械热力消毒处理
3. 工作人员逐一脱去防护用具，丢至双层黄色垃圾袋内，最后摘除口罩，流动水下洗手

图6-2 疑似及确诊患者复用医疗物品清洗消毒指引

第三节

医疗废物收集、交接、运输及处置管理

疫情期间疫源地产生的医疗废物与医院普通科室产生的医疗废物处理方式有所不同，严格执行医疗废物管理的规定对控制传染源、切断传播途径有着重要意义。

一、医疗废物收集管理

（一）医疗废物在医疗机构的收集要求

1. 医疗机构在诊疗新型冠状病毒肺炎患者及疑似患者的发热门诊和病区（房）产生的废弃物，包括医疗废物和生活垃圾，均应按照感染性医疗废物处置。含病原体的标本和相关保存液等高危险废物，应当在产生地点进行压力蒸汽灭菌或者化学消毒处理后按照感染性废物收集。清洁区产生的医疗废物按照常规的医疗废物处理。

2. 医疗废物达到包装袋3/4时，应当有效封口，确保封口严密。应当使用双层医疗废物包装袋盛装医疗废物，采用鹅颈结式封口，分层封扎。每袋（盒）应当粘贴中文标签，标签内容包括：医疗废物产生单位、产生部门、产生日期、类别，并特别标注"高度感染性废物"。

3. 收治特殊传染性疾病患者及疑似患者的发热门诊和隔离病区（房）的潜在污染区和污染区产生的医疗废物，在离开污染区前应当对包装袋表面采用有效氯1 000mg/L的含氯消毒液均匀喷洒消毒或在其外面加套一层防水医疗废物袋包装。

（二）医疗废物在医疗机构的贮存要求

1. 医疗废物要专人、专车运送，工作人员要按照要求做好标准防护，戴一次性帽子、医用外科口罩、手套、工作服（防水围裙，必要时穿隔离衣和戴护目镜）等。进入隔离病区（房）收集医疗废物的人员要按照进入该区域的工作人员要求做好防护。

2. 医疗废物在医疗机构设专区贮存，不得与其他医疗废物和生活垃圾等混合存放，贮存区域设置"高度感染性废物"识别标识。暂存处应当有严密的封闭措施，防止非工作人员接触医疗废物。

3. 医疗废物贮存不得超过24小时，医疗机构应当在其产生的当天交由医疗废物处置单位进行处置。

4. 医疗废物贮存地明确管理责任人。医疗废物转移清空后应按照卫生健康部门有关要求对有关贮存区域、运送工具及时进行清洁、消毒（含氯消毒液浓度为1 000mg/L）。

二、医疗废物交接管理

医疗废物处置单位交接医疗废物时应注意以下几点。

1. 查看是否专区贮存，是否标识"高度感染性废物"。

2. 查看医疗废物包装和容器是否破损。

3. 做好登记交接，登记内容包括医疗废物的来源、种类、重量或者数量、交接时间，经办人签名。

三、医疗废物运输管理

1. 医疗废物的运输使用医疗废物专用运输车辆，或者使用参照医疗废物运输车辆要求进行临时改装的车辆。有条件时宜使用专用车辆运输，专人负责。

2. 运输车辆内须配备外科口罩、手套等防护用品和消毒液、快速手消毒剂等。

3. 运输过程要遵守交管部门指定的路线和规定的时间。运输路线尽量避开人口稠密地区，运输时间避开上下班高峰期。

4. 运输车辆返回医疗废物处置中心后，应对运输车辆（车厢门、车厢外部、轮胎、车头）用有效氯2 000mg/L的含氯消毒液进行喷雾消毒；司机及收运人员下车后，对司机、收运人员和驾驶室进行消毒；打开车厢门后，对车内特殊医疗废物进行彻底消毒后，收运人员才可进入车厢卸转运桶。

5. 对卸下的所有转运桶都必须进行仔细消毒，所有转运桶卸完后，再次进入车厢内部进行全面消毒。

四、医疗废物处置管理

1. 医疗废物集中处置单位须指定专人负责医疗废物处置事宜，并优先接收和处置。

2. 医疗废物集中处置单位须设置医疗废物卸货、周转桶（箱）清洗、车辆清洗、补充包装等区域的隔离区，隔离区应有明显的"高度感染性废物"标识，无关人员不得进入隔离区，必须按照卫生健康部门要求的方法和频率对墙壁、地面或物表进行喷洒消毒。

3. 进入处置设施前的医疗废物包装应处于完好状态，禁止将包装物破碎或打开。

4. 医疗废物进入集中处置单位后，尽可能做到随到随时处置，在处置单位暂时贮存时间最多不得超过12小时，禁止长时间贮存。

5. 转运车辆、周转桶（箱）每次装卸完毕后，必须按照要求进行消毒、清洗。清洗废水以及处置过程中产生的其他废水，按照要求消毒处理。

（任素桃　李园　汤帆）

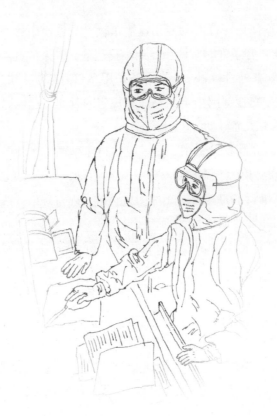

第七章

病情观察与抢救处置

突发公共卫生事件，可能造成社会公众健康严重损害，重大传染病更是如此，本章主要阐述我国甲类传染病（鼠疫、霍乱）和乙类传染病按甲类管理的传染病（肺炭疽、传染性非典型肺炎、新型冠状病毒肺炎）的主要病情观察与抢救处置。

第一节

病 情 观 察

一、病情评估

（一）病史评估

1. 流行病学评估。

传染性疾病的确诊最重要的是依靠流行病学史，因此流行病学的评估显得尤其重要，作为护理人员我们要掌握传染病的流行病学特征，协助医生和疾病控制中心的工作人员详细询问患者相关的流行病学史，及时发现与疾病相关的蛛丝马迹（表7-1）。

表7-1　流行病学评估

疾病名称	流行病学特征			
	传染源	传播途径	易感人群	潜伏期
鼠疫	1．鼠类和其他啮齿类动物 2．肺型鼠疫传染源是人	1．鼠蚤叮咬传播 2．呼吸道感染 3．接触传播	普遍易感，感染后可获得持久免疫力	1~6天，最长8~9天，曾预防接种者可延至12天
霍乱	患者和带菌者	水、食物、生活中密切接触和苍蝇媒介（粪口传播）	普遍易感	3~5天，最长7天
肺炭疽	1．患病的牛、马、羊等食草动物 2．猪和狗也有 3．人传人很少	1．呼吸道传播 2．气溶胶传播 3．皮肤接触传播	普遍易感	1~5天，最长14天
传染性非典型肺炎	患者	1．近距离空气飞沫传播 2．密切接触传播	普遍易感 高危人群是医护人员	3~5天，最长16天
新型冠状病毒肺炎	患者和无症状感染者	1．呼吸道飞沫传播 2．密切接触传播 3．不排除气溶胶传播	普遍易感	3~7天，最长24天

2．既往病史评估。

重大传染病疫情中发生病情变化的危重症患者中有慢性基础疾病史的占多数，因此对患者既往病史的评估很重要。评估既往是否有慢性呼吸道疾病，如慢性支气管炎、慢性阻塞性肺气肿、慢性肺源性心脏病等；评估患者心功能，是否有冠状动脉粥样硬化性心脏病史，重点关注有无原发性高血压、冠心病等。因为肺鼠疫、肺炭疽、传染性非典型肺炎、新型冠状病毒肺炎患者临床上最先累及的器官就是肺，如合并有冠心病、心功能不全的老年患者易并发呼吸、循环衰竭。

（二）身体评估

1．生命体征。评估患者体温、脉搏、血压（有无使用降压药）、呼吸和血氧饱和度。

（1）体温：鼠疫、肺炭疽、传染性非典型肺炎、新型冠状病毒肺炎患者均会出现不同程度的发热，新型冠状病毒肺炎早期以低热为主，鼠疫、肺炭疽、传染性非典型肺炎以高热为主。

（2）脉搏：霍乱患者的临床表现在第二期脱水虚脱期会出现脉搏细速，发热患者、危重患者也会伴随脉搏增快。

（3）血压：危重患者或发生病情变化的患者，以及感染性休克的患者会出现血压下降，甚至危及生命。

（4）呼吸：在生命体征的评估方面呼吸尤为重要，只要病变累及肺部，患者的呼吸就会发生改变。本章提到的5种疾病，除霍乱外，其他4种疾病脏器病变都是从肺部开始，因此护士要重点关注患者的呼吸频率、节律、深浅度和血氧饱和度。

2．症状与体征。评估患者的意识状态，是否有乏力、咳嗽、咳痰、胸闷、呼吸困难、腹泻等症状（具体内容详见本节第二部分）。

3．皮肤黏膜。评估皮肤色泽和弹性，肢端末梢循环，有无出血等。

（1）评估口唇、甲床颜色是否发绀：肺鼠疫、肺炭疽、传染性非典型肺炎和新型冠状病毒肺炎患者由于肺部病变发生呼吸困难甚至呼吸衰竭，临床要注意评估口唇、甲床的颜色。

（2）评估皮肤色泽和弹性有无改变：霍乱患者在脱水虚脱期会出现皮肤色泽和弹性的改变，严重者眼窝深陷，皮肤干燥皱缩、弹性消失，腹部下陷呈舟状等。

（3）评估肢端末梢循环和皮肤有无出血点：肺鼠疫、肺炭疽的晚期患者出现感染性休克后，肢端末梢循环差，四肢冰凉，直至终末期发生弥漫性血管内凝血危及生命。

4．营养状况。评估患者能否自主进食，全身营养状况，根据评估结果和病情给予合适的肠内、肠外营养。

（三）心理评估

突发公共卫生事件对公众是突如其来的威胁，公众在疫情中所处的社会角色及受到疫情影响的程度不同，加之互联网多媒体时代，公众获得信息的渠道快、多，但是甄别能力参差不齐，一部分人群会乐观面对，根据政府机构指引采取有效的应急措施，积极应对，更好地保护自己；另一部分人群（尤其是因疑似病例而被隔离者、确诊患者）容易消极悲观，因对疾病不了解及被隔离期间的个人生物钟、生活习惯、生活秩序受到影响而容易产生焦虑、抑郁的情绪，对自己的身心健康、生活质量等产生不利因素。入院时要评估患者对疾病的认知程度，对疾病的恐惧感及其程度，家属的配合支持程度。重点评估患者对疾病的情绪反应、认知改变和防护依从性等，临床上可以选择性的使用抑郁症筛查量表（PHQ-9）、广泛性焦虑障碍量表（GAD-7）、自杀风险评估表等简化的心理评估量表。

（四）环境与物资评估

评估是否存在交叉感染的环境因素，如床间距、是否达到负压病房要求、高风险操作是否达到防护要求等，是否需要安全保护措施等。

1. 评估发热门诊、隔离病房和负压隔离病房设置是否合理，是否符合三区两通道的设置要求，是否能够达到有效预防院内交叉感染要求。评估隔离病房污染区、潜在污染区、清洁区的物理屏障，负压隔离病房负压差是否符合预防呼吸道传染性疾病要求。

2. 评估医院或科室用于医护人员的防护物资是否能够得到保障。

3. 评估护理人员进行高风险操作时防护措施是否到位。

（五）其他评估

对于乏力、呼吸困难、需严格卧床休息减少耗氧量、感染性休克、脱水虚脱期、高龄的重症或危重症传染病患者需进行生活自理能力评估、高危跌倒危机评估、高危压疮风险评估、深静脉血栓风险评估等。

生活自理能力评估用Barthel指数评定量表，高危跌倒危机评估用Morse跌倒危机评估量表，高危压疮风险评估用Braden压疮评分表，深静脉血栓风险评估用深静脉血栓危险因素评估量表（Autar评分表）。

二、常见临床症状评估及护理要点

急性传染病患者发病时临床常见的症状主要是发热、呼吸困难、咳嗽、咳痰、呕吐、脱水，部分抵抗力低下或高龄患者发展成危重症会出现呼吸衰竭、感染性休克、成人呼吸窘迫综合征甚至危及生命。本节主要讲述五种传染性疾病常见临床症状的评估和护理要点。

（一）发热

发热是甲类或乙类传染病按甲类管理的传染病患者的常见症状之一，部分患者仅表现为低热、乏力，值得注意的是新型冠状病毒肺炎重症及危重症患者在病程中可仅表现为中低热、甚至无明显发热，但是鼠疫患者高热居多且呈稽留热。

1. 护理评估。

（1）评估发热的时间、程度及诱因、伴随症状等。

（2）评估患者意识状态、生命体征的变化。

（3）了解患者相关检查结果。

2. 护理要点。

（1）严密观察生命体征，定时测量体温4~6次/天，及时做好护理记录。

（2）必要时遵医嘱使用降温药物，服药后30~60分钟复测体温。

（3）患者出汗较多时及时更换衣物，避免着凉加重病情。

（4）嘱患者多饮水，避免水电解质失衡，必要时复查血生化。

（5）使用冰袋等物理降温时防止发生冻伤。

（6）加强口腔、皮肤等基础护理。

（7）高热时患者可能会出现躁动，需安装床护栏，落实好安全防范措施。

（8）满足患者的合理需求，做好患者的心理护理。

（9）加强营养支持治疗。

（二）咳嗽、咳痰

咳嗽是呼吸道传染性疾病最常见的症状之一，新型冠状病毒肺炎临床多表现为干咳，咳嗽无痰或很少量痰液；传染性非典型肺炎以高热起病，咳嗽、痰少；原发性肺鼠疫病情发展凶猛，咳嗽、咳痰少量迅速转化为大量鲜红色血性痰；肺炭疽以咳嗽、咯血性黏液痰为主。

1. 护理评估。

（1）评估咳嗽的时间、性质和音色。

（2）评估痰液的颜色、量和性状。

（3）评估咳嗽、咳痰时是否伴随胸痛症状。

（4）评估咳嗽的缓解是否与体位相关。

2. 护理要点。

（1）注意保暖，避免并发上呼吸道感染和继发肺炎。

（2）避免诱因。避免剧烈活动，避免粉尘、烟雾等刺激，避免使用引起咳嗽的药品及物品，如果有出现症状应立即停止使用。

（3）保持空气流通。新鲜，维持室内适宜的温度、湿度，使呼吸道发挥自然防御功能。

（4）若出现剧烈咳嗽，报告医生，遵医嘱使用镇咳药物。

（5）嘱患者多饮水或遵医嘱使用祛痰药，观察痰的颜色、性状和量。

（6）遵医嘱使用药物祛痰，如果是呼吸道传染性疾病，根据痰液黏稠度选择性使用雾化吸入治疗。

（三）呼吸困难

大多烈性传染病尤其是新型冠状病毒肺炎、传染性非典型肺炎、肺炭疽、肺鼠疫对肺部的损害严重，严重者可出现肺实变，这使患者气体交换受损，导致呼吸困难，危重症患者可出现濒死感直至呼吸衰竭死亡。临床呼吸困难分吸气性、呼气性和混合性呼吸困难三种，重症肺炎导致的呼吸困难以混合性呼吸困难为主。

1. 护理评估。

（1）评估呼吸的频率、节律、深浅度及活动后是否加剧。

（2）评估口唇、甲床、指（趾）端皮肤颜色、胸部体征、心率、心律等。

（3）评估有无伴随症状，如发热、胸痛，体位改变后症状有无改善等。

（4）评估血氧饱和度、动脉血气分析的各项指标。

2. 护理要点。

（1）提供安静、舒适、温湿度适宜的病房环境，确诊患者可2~4人一间，疑似患者住单人间。

（2）保持呼吸道通畅，痰液不易咳出者采用翻身叩背辅助排痰法，在呼吸道传染病疫情期间，开放性雾化吸入不作为常规治疗手段，在患者痰多且不易咳出的情况下需要雾化吸入治疗时，医护人员应做好防护，病室开窗通风。

（3）根据患者呼吸困难的严重程度、自觉症状及血氧饱和度选择合理的氧疗方式：①经鼻导管持续吸氧1~5L/min，建议口鼻部外戴一层外科口罩，避免医院内交叉感染。②简易面罩给氧5~10L/min。③无重吸式储氧面罩给氧5~10L/min。④无创呼吸机给氧，保证口鼻无漏气。⑤有创机械通气。⑥经鼻高流量湿化氧疗。

（4）遵医嘱应用支气管舒张剂、抗菌药物、呼吸兴奋剂等，观察药物的疗效及副作用。

（5）指导患者进行肺康复锻炼，如深吸慢呼、缩唇呼吸和吹气球等。

（6）每天摄入足够的热量，指导患者使用温盐水或漱口液漱口，保持口腔清洁。

（7）严格卧床休息，协助做好基础护理，减少耗氧量。

（8）根据病情取坐位或半卧位，改善通气，以患者自觉舒适为原则。

对于重症肺炎患者，呼吸衰竭是造成其死亡的重要原因，因此可以通过体位改变帮助患者改善呼吸困难的情况，提高患者的血氧饱和度，改善低氧血症情况。临床上常在患者病情允许的情况下协助取坐位或端坐位，以利膈肌下降，胸廓扩张，从而增大呼吸量。重症患者及危重症患者（已接受无创或有创通气治疗）可取俯卧位帮助改善通气。俯卧位治疗时因时间较长，呈强迫性体位，不能自主翻身活动，受压部位容易发生压力性损伤，护士应给予相应措施保护受压部位，避免压疮和皮肤压力性损伤的发生。

（四）呼吸衰竭

本节所提到的传染性非典型肺炎、新型冠状病毒肺炎轻症患者如果病情加重就会发生呼吸衰竭进而出现急性呼吸窘迫综合征。患者在静息状态下，血氧饱和度<93%，动脉血氧分压/吸氧浓度（PaO_2/FiO_2）<300mmHg，此类呼吸衰竭又称低氧血症性呼吸衰竭，其血气分析特点为：PaO_2<60mmHg（8kPa），$PaCO_2$<40mmHg（5.3kPa），由于肺换气功能障碍所致，常见于急性呼吸窘迫综合征（ARDS）。如果临床抢救不及时，会危及生命。

1. 护理评估。

（1）评估监测患者生命体征的改变，尤其是呼吸和血氧饱和度的变化。

（2）评估各类药物的作用和副作用，尤其是呼吸兴奋剂和镇静剂。

（3）评估意识变化和氧疗效果。

（4）评估动脉血气分析结果和各项血液检测指标变化。

（5）评估机械通气患者呼吸机管道是否保持通畅。

（6）评估痰的颜色、性状及量经用药后有无改善。

（7）评估患者口腔是否清洁，受压部位皮肤是否完整无损。

2. 护理要点。

（1）严格卧床休息，给予半卧位。减少不必要的谈话和活动，以减少耗氧量。

（2）严密观察意识及生命体征变化，重点关注呼吸的频率、节律、深浅变化情况，痰液的颜色、量与性质，呼吸困难的程度，动脉血气指标，血氧饱和度及电解质情况，并及时记录。

（3）保持呼吸道通畅，鼓励患者咳嗽、咳痰，适量饮水，指导咳嗽、咳痰技巧，定时［卧床患者1次/（1~2）小时］翻身叩背，促进痰液排出，在防护措施到位的情况下才考虑吸痰。

（4）遵医嘱持续氧疗，根据血气分析和患者病情合理有效给氧，及时观察患者口唇、甲床发绀程度是否改善。

（5）备好抢救用品（正压头套、简易呼吸器、气管插管包等），病情突然变化，急剧加重时协助医生予经口气管插管并辅助机械通气。

（6）强调体位管理，预防坠积性肺炎加重、压疮、脱管、非计划性拔管，落实防跌

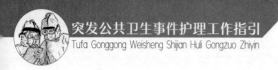

倒安全措施。

（7）指导患者进行腹式呼吸、缩唇呼吸锻炼，每天2~3次，每次10~15分钟，视患者耐受程度逐步延长锻炼时间。

（8）加强营养，少食多餐，给予高蛋白、高热量、低碳水化合物饮食3~4餐/天，多食新鲜蔬菜水果，必要时予留置鼻胃管进行肠外营养支持。

（9）了解患者心理状态，做好心理护理，气管插管患者可用手势、纸板写字或画板交流。

（10）病情危重时予以呼吸机辅助呼吸，做好气管插管和机械通气的护理，预防呼吸机相关性肺炎的发生。

（五）呕吐

引起呕吐的原因非常广泛，但是霍乱患者的呕吐一般发生在腹泻后，出现喷射性呕吐，初为胃内容物，继而水样、米泔样。呕吐多不伴有恶心，其内容物与大便性状相似。少部分的患者腹泻时不伴有呕吐。

1. 护理评估。

（1）评估患者呕吐前有无恶心发生。

（2）评估恶心、呕吐发生的频率，是否呈喷射状。

（3）评估呕吐物的颜色、量、性质，呕吐后恶心的症状是否会缓解或加剧。

（4）评估发生呕吐时是否伴有腹痛、腹泻症状。

2. 护理要点。

（1）严密监测生命体征，观察患者有无乏力、口渴等症状。

（2）观察患者呕吐的特点，准确记录呕吐的次数、量、颜色、性质及气味。

（3）观察患者有无因持续呕吐导致大量胃液丢失而发生水电解质失衡及代谢性碱中毒，遵医嘱抽血监测血钾、血钠等电解质。

（4）观察呕吐等症状是否跟使用某些药物有关。

（5）准确记录患者24小时出入量，积极遵医嘱给予对症治疗。

（6）呕吐后及时协助患者漱口，保持口腔清洁。

（六）腹泻

腹泻是指患者排便次数增多，粪便稀薄而不成形，甚至呈水样。霍乱发病以突然腹泻开始，一般不伴随腹痛和里急后重。

1. 护理评估。

（1）评估患者是否进食过不洁食物或是否有疫区接触史。

（2）评估患者腹泻期间是否长期使用抗菌类药物。

（3）评估腹泻的次数、量、颜色、性质、气味，是否有混合物。

（4）评估患者是否伴有里急后重症状。

2．护理要点。

（1）观察患者发生腹泻时大便的颜色、量、性质，及时做好记录。

（2）鼓励腹泻患者多饮水，给予清淡、易消化的全流食或半流食，可在食物中、饮水中适量加入盐。

（3）严格按照消化道传染病规定处理排泄物。

（4）注意保护好患者肛周皮肤，减少刺激，每次排便后可先用温水清洗干净再用软纸轻擦肛门，严重腹泻时建议及时使用一次性肛袋，肛周皮肤清洗待干后先予造口粉涂抹，再喷无痛保护膜保护。

（5）卧床休息可减少肠蠕动，减少体力消耗。

（6）做好防跌倒宣传教育并落实防跌倒措施。

（7）腹泻特别严重时禁食，遵医嘱予静脉补充营养，防止出现水、电解质紊乱，必要时查血生化。

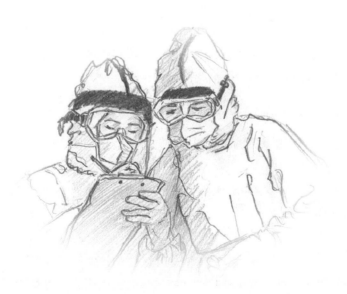

第二节

抢 救 处 置

一、区域收治管理

发生重大传染病疫情时要根据病情的轻重缓急及传染性大小将病区分为"绿、蓝、黄、红、橙"五个区域管理，以便更好地开展诊疗工作，及时给予患者高效、高质的医疗护理。各个病区的设置应因地制宜、合理布局，严格划分污染区、潜在污染区和清洁区。在污染区、潜在污染区和清洁区之间设立缓冲区。各区域张贴醒目标识，防止误入。同时按传染病救治要求严格落实三区两通道，设置医务人员通道和患者通道，确保不交叉。

（一）绿区

该区域主要收治达到出院标准可以出院但仍需要隔离观察的患者。建议可安排2~4人住一间。

（二）蓝区

该区域主要收治疑似患者，为避免交叉感染，每位患者须住单间。

（三）黄区

该区域主要收治已确诊的轻症（临床症状轻微、影像学未见特征性表现）、普通患者（具有明显的临床表现和影像学特征），确诊患者可多人收治在同一房间进行治疗。绿区和黄区患者可送入方舱医院进行集中治疗观察。

（四）红区

该区域主要收治已确诊重症、危重症患者。红区应该是医疗设施相对完善，能随时开展抢救工作的区域，如ICU病房。危重症患者行无创通气或有创通气，患者原则上行单间隔离治疗，不应多名患者安置在同一房间。情况紧急或无条件时已行有创通气的患者，每个房间收治不超过2人。

（五）橙区

必要时可加分橙区。该区域主要收治年龄大，有基础疾病，容易转变成重症的患者。

橙区应该安置在靠近重症监护病房的区域或楼层，以便此类患者突发病情变化可立即转入ICU进行后续治疗。

二、重要抢救技术与护理配合

对于危重症患者，在医护人员做好防护的情况下，应尽早进行呼吸系统和循环系统的救治，包括气管插管进行有创通气等。在有条件的医院，早期建立人工气道和使用体外膜肺氧合可以使危重症患者的救治得到有效保障。本节主要讲述呼吸系统和循环系统相关的抢救技术与护理配合。

（一）人工气道气囊压力测定（气囊测压计测定法）

1. 适应证。

（1）气管插管。

（2）气管切开套管气囊的压力监测。

2. 操作方法及程序。

（1）气管插管或气管切开套管确认后向套囊内注入5~10mL空气。

（2）使用测压计紧密连接导管气囊充气口，测得压力，压力应维持在25~30cmH$_2$O。

（3）调节合适压力后，分离测压装置。

（4）每4~6小时监测气囊压1次。

（5）每班交接并记录。

3. 注意事项。

（1）无特殊原因，不需要常规放气。

（2）气囊放气前，应吸净口腔、鼻腔分泌物。

（3）气囊压力大小的变化是一个动态过程，当有异常时要全面评价，能持续充气或放气。

（4）如果怀疑气囊已过度充气和（或）气管损伤，可用胸部X线片来评价气囊直径与气管直径的比例。

（5）插管前应将套囊线放入牙垫内加以保护气囊，避免患者咬裂。

（二）经口气管插管术

1. 适应证。

（1）呼吸机辅助通气。建立人工气道，提供与呼吸机连接的通道。

（2）气道保护性机制受损。患者意识改变（特别是昏迷）及麻醉时，正常的生理反射受到抑制，导致气道保护机制受损，易发生误吸及分泌物潴留。

（3）上呼吸道梗阻。口鼻咽及喉部软组织损伤、异物或分泌物潴留。

（4）咳嗽反射受损。咳嗽反射受损使气道分泌物在大气道潴留，及时建立人工气道，对清除气道分泌物是必要的。

2．操作流程及护理配合（图7-1）。

操作流程　　　　　　　　　　　　　　　　　　　护理配合

评估：
患者病情、意识，有无喉头水肿、呼吸道梗阻、口鼻腔黏膜疾病

→ 可能存在颈髓损伤的患者，经口插管时需两人配合，1人插管，1人保持持续地线性牵引

告知：
气管插管的目的、方法、可能出现的不适、配合方法，插管的风险

→ 病情危急时应立即实施操作，然后再向患者及家属解释，取得患者及家属的同意并签名

准备一：
三级防护、手卫生；
环境：保护患者隐私，用物准备

→ 1．用物的准备：喉镜、气管导管、牙垫、10mL注射器1支、纱布、无菌手套、固定带、胶布等，必要时备导丝、开口器、插管钳
2．其他用物：负压吸引器、吸痰管、氧气、简易呼吸器及面罩、呼吸机、心电监护仪、除颤仪、抢救药品等

准备二：
1．先检查口腔有无异物
2．用推举下颌法充分打开气道
3．吸净口腔、鼻腔分泌物，除去义齿
4．对不配合或躁动患者，遵医嘱给予镇静剂或肌松剂
5．预充氧：插管前，允许患者持续呼吸100%的氧气

→ 1．遵循标准预防操作原则。传染性疾病或疑似患者应准备防护围裙和防护面屏
2．操作前检查气管插管气囊有无漏气；安装咽喉镜，检查光源是否明亮

实施：
1．用润滑气管导管，放入导丝
2．协助医生插管：超过声门1cm，拔出导丝
3．放牙垫，向气囊内注气，确认导管位置
4．固定气管导管，先行内固定后再行外固定
5．行气管内吸痰，保持呼吸道通畅
6．连接呼吸囊或呼吸机辅助呼吸
7．观察病情，整理用物

→ 1．导丝可为无菌、较坚硬的铁丝，应比气管导管短2~3cm，以防插管时损伤气管黏膜
2．经口气管插管时，放牙垫于上、下白齿之间，导管固定牢靠以防脱管
3．成人气管插管气囊注气量一般为8~10mL，气囊压力<30cmH_2O
4．若突然听到患者发出声音或看到患者两腮部肌肉颤动，应及时检查气囊是否漏气，当呼吸机反复出现低压或低通气量报警时应警惕气囊是否破裂
5．插管过程中监测患者生命体征、SpO_2（血氧饱和度）及病情变化，出现心跳停止应立即行心肺复苏
6．一次插管时间不宜超过30秒，如超过30秒后未能插管成功，应使用呼吸囊辅助通气2~3分钟后再进行插管

记录：
1．患者生命体征、通气情况
2．插管日期、时间、途径、深度，导管型号、外露长度，气囊充气量，抢救及治疗过程
3．分泌物和痰液的颜色、气味、量、黏滞度
4．机械通气各项参数

图7-1　经口气管插管术操作流程及护理配合

3. 注意事项。

（1）操作前应密切监测血氧饱和度、心率和血压。

（2）插管前评估患者气道，预计插管难度，可提前进行准备。如果判断可能出现气管插管困难，可考虑以下方法：经纤维支气管镜插入气管插管、逆行插入法、经皮穿刺气管切开导入术、环甲膜切开术等。

（3）正确选择导管的型号和喉镜的型号，操作前先用吸引器吸净口腔、鼻腔的分泌物，有假牙的要先除去假牙。

（4）注意调整气囊压力，避免压力过高引起气管黏膜损伤，同时压力又不能过低，致气囊与气管之间出现间隙。无需对气囊进行定期的放气或充气。

（5）应常规做好紧急更换人工气道的必要准备，包括：准备同样型号的气管插管，表面涂上液状石蜡；如使用导丝，则把导丝插入导管中，利用导丝将导管塑型。导丝不能超过导管远端，以免损伤组织。

（6）防止意外拔管。①正确、牢靠地固定气管插管，每天检查，并及时更换固定胶布或固定带。②检查气管插管深度，插管远端应距隆突3~4cm，过浅易脱出。③烦躁或意识不清者用约束带进行约束，防止非计划性拔管。④呼吸机管道不宜固定过紧，应具有一定的活动范围，以防患者翻身或头部活动时导管被牵拉而脱出。⑤一旦发生意外拔管，应立即重建人工气道，保证患者氧供。

（7）防止并发症。①缺氧：一般情况下每次操作时间不超过30~40秒，监测血氧饱和度，一旦低于90%，应立即停止插管，保证氧供。②损伤：口腔、舌、咽喉部的黏膜擦伤、出血，牙齿脱落和喉头水肿。动作应规范，不应用喉镜冲撞上门齿，并以此为杠杆，导致牙齿缺损。③误吸：插管时可引起呕吐和胃内容物误吸，导致严重的肺部感染和呼吸衰竭。必要时在插管前应放置胃管，尽可能吸尽胃内容物，避免误吸。④插管位置不当：管道远端开口嵌顿于隆突、气管侧壁或分支气管，多见于导管插入过深或位置不当等，应立即调整气管插管位置。⑤痰栓或异物阻塞管道：应进行积极有效的人工气道护理，如充分湿化、保温、气道抽吸等。⑥气道出血：常见原因包括气道抽吸、肺部感染、急性心源性肺水肿、肺栓塞、肺动脉导管过嵌、气道腐蚀和血液病等。

（三）有创机械通气

有创机械通气是通过建立人工气道，对患者进行呼吸功能支持的治疗手段。机械通气的生理学作用：改善肺泡通气，改善氧合指数，提供吸气末压（平台压）和呼气末正压（PEEP）以增加吸气末肺容积（EILV）和呼气末肺容积（EELV），降低呼吸功耗，缓解呼吸肌疲劳。

1. 适应证。

（1）经无创呼吸机治疗后患者病情无改善或仍继续恶化。

（2）意识障碍，气道保护能力差。

（3）严重的脏器功能不全。

（4）呼吸形式严重异常，如呼吸频率＞35次/分钟或＜8次/分钟，呼吸节律异常，自主呼吸微弱或消失。

（5）血气分析提示严重通气和（或）氧合障碍：PaO_2（动脉血氧分压）50mmHg，尤其是充分氧疗后PaO_2仍＜50mmHg；$PaCO_2$（动脉血二氧化碳分压）进行性升高，pH动态下降。

2. 操作流程及护理配合（图7-2）。

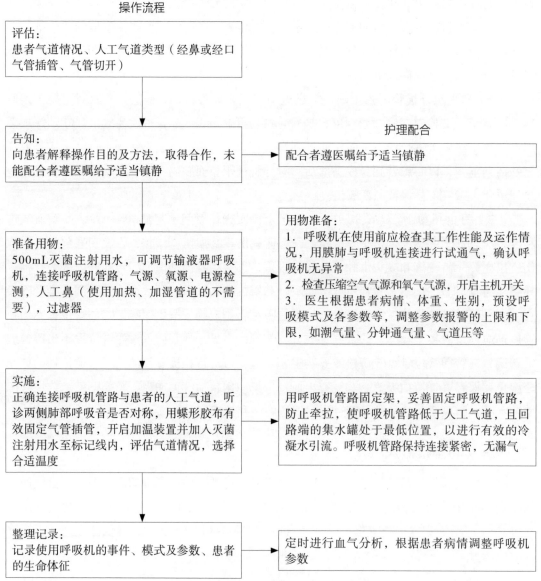

图7-2　有创机械通气操作流程及护理配合

3．注意事项。

（1）密切监测患者的体温、脉搏、呼吸、血压，机械通气初期30分钟记录1次，数值稳定后，1小时检测1次，出现异常及时对症处理。

（2）监测患者意识状况、吞咽、咳嗽反射、瞳孔的变化，可以反映PaO_2、$PaCO_2$情况，如意识好转、安静，瞳孔光反应、吞咽、咳嗽反射灵敏，说明设置的疗效满意，否则应进行调整。

（3）定期血气监测，通气初期1次/小时，当PaO_2稳定在60mmHg［FiO_2（吸入氧气浓度）<0.4］，可按需监测（至少24小时1次），根据血气分析结果调整呼吸机设置。

（4）对于进行镇静治疗的机械通气患者，需要每天停用镇静药判断患者的意识状态，预防患者意外拔管，每周更换呼吸机管道。

（5）观察吸入气体的温度，应保持在32~37℃，避免温度过高烫伤患者呼吸道黏膜或温度过低使呼吸道黏膜过于干燥。

（6）对于机械通气的患者需要加强气道及口腔、鼻腔、咽腔的管理，并且常规监测人工气道的气囊压力，加强声门下吸引，防止声门下分泌物流入气管内，导致肺部反复感染。

（7）机械通气时应实施气道湿化，促进气道分泌物的稀释并且有利于气道分泌物的排出。

（8）有创机械通气无绝对禁忌证，但是如患者出现下列情况时可能会导致病情加重。如气胸及纵隔气肿未行引流，肺大泡和肺囊肿，低血容量性休克未补充血容量，严重DIC（弥散性血管内凝血）有出血倾向、大咯血、呼吸道积血等肺出血症状，气管—食管瘘，急性心肌梗死合并严重心源性休克或心律失常者等。在出现致命性通气和氧合障碍时，应积极处理原发病（如尽快行胸腔闭式引流，积极补充血容量等），同时不失时机地应用机械通气。

（四）无创机械通气

1．适应证。

（1）严重肺部感染和急性呼吸窘迫综合征（ARDS）早期应用。

（2）急、慢性呼吸衰竭。

（3）有创通气拔管后的序贯治疗。

2．操作流程及护理配合（图7-3）。

操作流程

评估：
1. 患者自主呼吸及呼吸形态，呼吸道是否通畅
2. 患者的意识、脉搏、血压、血氧饱和度

准备：
1. 无创呼吸机1台、管道1套（根据患者的情况选择鼻罩或面罩）、回阀或接头1个、电插板、氧管、氧气装置1套（必要时备多源插头）
2. 协助患者排空大小便，饮少量开水以防口干，取半卧位或坐位

护理配合

操作前：
1. 向患者解释上机的必要性，取得配合
2. 指导患者学会合嘴缓慢呼吸
3. 保持口腔清洁，呼吸道通畅

实施：
1. 连接电源，检查机器性能，选择通气模式，连接呼吸机管于呼吸机出气口，检查管道有无漏气，关电源
2. 连接氧管（一端接面罩或鼻罩氧气入口处，另一端接氧气出口），调节氧流量（根据病情）
3. 开电源开关，调节参数，将呼吸机管连接于面罩或鼻罩，指导患者合嘴缓慢呼吸
4. 治疗完毕，关机，解除头面罩，关闭氧气开关，分离各管道，有吸氧的患者接上吸氧管，调节氧流量，用后的管道用清洁袋装好置于患者床边备用

1. 将头带平放于患者头部，头带末端接面罩或鼻罩固定环，佩戴好鼻面罩，松紧适宜
2. 上机后观察患者有无人机对抗，固定带松紧是否舒适，有无漏气等
3. 将呼叫器放在患者随手可取之处，叮嘱患者有需要随时按铃呼叫医护人员

整理记录：
1. 观察患者呼吸是否改善
2. 清洁患者口鼻及面部
3. 整理用物、协助患者取舒适体位

图7-3　无创机械通气操作流程及护理配合

3. 注意事项。

（1）上机不宜在饱餐后进行，最好在餐后30分钟至1小时开始。

（2）多巡视，及时发现氧管连接管有无脱落、扭曲、受压，保证上机效果。

（3）注意面罩及头带压迫处皮肤的护理，避免医疗器械引起的压疮，可在面罩与皮肤接触处涂抹糊膏或垫以敷料，以防皮肤的损伤。

（4）嘱患者尽量不要在上机过程中讲话，密切监测患者的腹部体征，如果患者出现急性胃膨胀症状，可以给予胃肠减压以减轻症状。

（5）无创机械通气的治疗效果往往有赖于患者的配合，临床由于患者的不配合、紧张容易导致上机失败，要加强上机患者的配合指导与心理安慰。

（6）及时观察呼吸困难有无改善，血氧饱和度变化，必要时查动脉血气分析。

（五）吸痰护理

1．适应证。

（1）排痰无力，清理呼吸道无效。

（2）建立人工气道患者。

2．操作流程及护理配合（图7-4）。

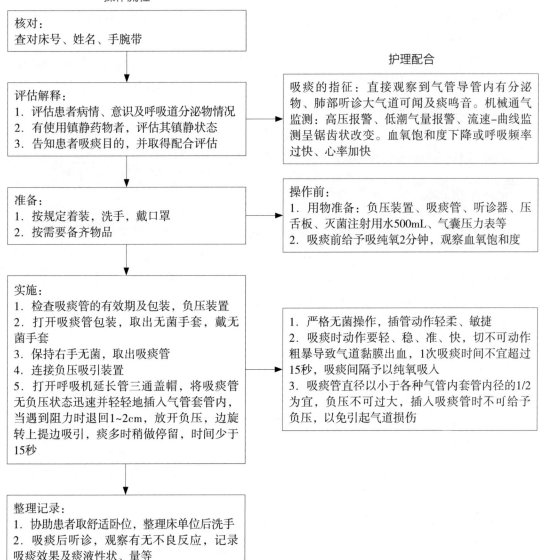

操作流程

核对：
查对床号、姓名、手腕带

护理配合

评估解释：
1．评估患者病情、意识及呼吸道分泌物情况
2．有使用镇静药物者，评估其镇静状态
3．告知患者吸痰目的，并取得配合评估

吸痰的指征： 直接观察到气管导管内有分泌物、肺部听诊大气道可闻及痰鸣音。机械通气监测：高压报警、低潮气量报警、流速-曲线监测呈锯齿状改变。血氧饱和度下降或呼吸频率过快、心率加快

准备：
1．按规定着装，洗手，戴口罩
2．按需要备齐物品

操作前：
1．用物准备：负压装置、吸痰管、听诊器、压舌板、灭菌注射用水500mL、气囊压力表等
2．吸痰前给予吸纯氧2分钟，观察血氧饱和度

实施：
1．检查吸痰管的有效期及包装，负压装置
2．打开吸痰管包装，取出无菌手套，戴无菌手套
3．保持右手无菌，取出吸痰管
4．连接负压吸引装置
5．打开呼吸机延长管三通盖帽，将吸痰管无负压状态迅速并轻轻地插入气管套管内，当遇到阻力时退回1~2cm，放开负压，边旋转上提边吸引，痰多时稍做停留，时间少于15秒

1．严格无菌操作，插管动作轻柔、敏捷
2．吸痰时动作要轻、稳、准、快，切不可动作粗暴导致气道黏膜出血，1次吸痰时间不宜超过15秒，吸痰间隔予以纯氧吸入
3．吸痰管直径以小于各种气管内套管内径的1/2为宜，负压不可过大，插入吸痰管时不可给予负压，以免引起气道损伤

整理记录：
1．协助患者取舒适卧位，整理床单位后洗手
2．吸痰后听诊，观察有无不良反应，记录吸痰效果及痰液性状、量等

图7-4 吸痰护理操作流程及护理配合

3．注意事项。

（1）评估患者病情、意识状态、生命体征、SpO_2、痰液的量和黏稠情况，听诊啰音

的部位和程度。根据患者咳嗽有痰、听诊有湿啰音、气道压力升高、动脉血氧分压及血氧饱和度下降等指征，按需吸痰，减少不必要的操作。

（2）选择粗细合适（小于气管套管内径的1/2）、长短合适（经口鼻吸痰及气管切开的吸痰管长约30cm，经气管插管的吸痰管长约55cm）、质地适宜的吸痰管。普通吸痰管一用一换。建立人工气道患者建议使用密闭式吸痰管，可24小时更换1次，密闭式吸痰管使用后直接放入感染性垃圾袋集中处理。

（3）掌握正确的吸痰方法，安全有效地吸出痰液。先将吸痰管插入合适深度，调节合适的吸痰压力。左右旋转，自深部向上提拉吸净痰液。先吸气管内，后吸口腔、鼻腔。每次吸痰时间≤15秒，间歇3~5分钟。

（4）吸痰后肺部听诊，判断是否吸净痰液。若有痰液，隔3~5分钟，待血氧饱和度回升后再吸。

（5）吸痰时应注意监测心率、血压和血氧饱和度，如患者出现心动过缓、期前收缩、血压下降等应停止操作，给予吸氧、连接呼吸机辅助呼吸。

（6）建议使用密闭式吸痰装置，尤其适用于呼吸道传染性疾病患者。

（六）体外膜肺氧合

体外膜肺氧合（extracorporeal membrane oxygenation，ECMO）是目前危重症和急救领域用于心肺功能衰竭，且传统治疗无效时的一种心肺辅助手段。它是在20世纪50年代随着体外循环技术的诞生和发展而衍生出来的，并伴随着体外循环及危重症医学理论、技术和设备的发展而发展。至今，在大型危重症和心肺疾病医疗中心，该技术已得到普遍应用。其主要原理是通过静脉内插管由驱动泵（人工心）将患者静脉血从体内引到体外，再由氧合器（人工肺）氧合后将血液回注入患者静脉或动脉，替代肺功能和（或）心功能，使心脏和肺得到充分休息，促进对传统治疗方法无效的急性可逆性呼吸衰竭和（或）循环衰竭患者的恢复。对于常规治疗无效的危重症患者，如条件允许，应当尽快考虑用体外膜肺氧合作为高级生命支持。

1. 适应证。

（1）肺脏适应证：原发病合并严重呼吸衰竭、急性呼吸窘迫综合征出现严重低氧血症，常规呼吸机无法改善时。

（2）心脏适应证：①原发病合并严重暴发性心肌炎，使用其他所有方法后血流动力学仍然不能维持时；②原发病合并急性心肌梗死伴严重心源性休克、血运重建、药物治疗和主动脉内球囊反搏（IABP）等治疗无效时；③原发病不伴有不可逆的多脏器功能障碍患者出现心脏骤停（心脏骤停时间不超过30分钟）；④原发病合并终末期心肌病等待植入心室辅助装置或心脏移植时的过渡；⑤原发病合并心脏外科手术后严重低心排血量，其他治疗方法无效时。

2．ECMO安装流程及注意事项。

（1）ECMO安装准备。①床单位准备。尽量使用单间，便于保护性隔离；预留较大空间，便于摆放ECMO相关设备；具备两套可同时满足ECMO和呼吸机使用的空气和氧气气源接口；床单位预先铺设护理垫和防压疮气垫床。②人员准备。新型冠状病毒肺炎的疫情背景下，原则上尽量减少参与人员，人力足以配合医生抢救、穿刺以及预冲套包即可。③物品准备。急救药品、ECMO预冲液、ECMO设备、ECMO耗材、B超机、管道钳、耦合剂、手术器械、缝合针线、凝血功能监测仪等。④患者准备。取平卧位，垫高肩部，穿刺部位下方铺清洁垫巾；根据医生要求和患者皮肤情况，予以穿刺部位备皮；进行有效心电监护，建立有创动脉血压监测，便于术中连续动态监测血压。

（2）ECMO安装配合。通常需要三名护士配合医生安装ECMO，1号护士负责台上配合穿刺及连接管道，2号护士负责手术过程中患者病情观察及紧急情况处理，3号护士负责台下预冲管道。①置管。1号护士洗手、穿手术衣上台协助医生置管，配制500mL盐水+1支肝素液无菌加入台上治疗碗中，2号护士台下协助，准备好正确型号动静脉插管的管道递给台上1号护士，补充手术中随时需要的物品。②预冲。3号护士预冲管道：A端及V端接入1 500mL预冲液→依靠重力作用预冲，排尽管路、离心泵头、氧合器及侧支旁路管道中的空气→夹闭A、V端连接预冲液处→将管道装机，预冲过程中注意保护好离心泵头，连接好流量传感器、外接氧源（空氧混合器）、水箱→转机试运行，注意管路中是否有残留气体，转速与流量是否匹配（1 000∶1）→运转正常即可备用。③连接。置管成功后，3号护士将预冲好的ECMO管路无菌递给台上1号护士，协助医生进行台上无气泡连接管路。④运转。管路连接成功后，再次检查管路连接是否正确。松开V端夹管钳→ECMO转速调至1 000转→松开A端夹管钳→逐渐加大流量至所需治疗流量，观察A管与V管内血液颜色，是否存在管道抖动现象，转速与流量是否匹配。⑤检查ECMO运转正常后，将各项辅助设备连接好（血氧饱和度监测、压力监测、水箱）。医护共同清理台上器械，数目相符后方能撤离各类物品。⑥固定。理顺管路，做好管路的固定。

（3）注意事项。①固定ECMO管道位置，密切观察及保护动静脉插管及管道，避免牵拉、打折、移位，确保ECMO的正常运作。②检查动力泵的转速和流量是否稳定，检查氧合器有无冒气泡、水箱温度设定及实际的水温。③注意插管（穿刺）位置的出血情况，渗血严重时予以更换敷料，避免直接通过体外循环回路采集血标本。④及时发现ECMO设备的异常：如膜肺的血浆渗漏、循环管道颜色的变化、管道的异常抖动、机器的报警等。

3．并发症的预防及处理。

（1）出血/血栓并发症的预防及处理。部分新型冠状病毒肺炎患者存在肝功能不全，伴有凝血功能异常、凝血因子水平降低或ECMO对血细胞的机械破坏导致血小板降低，都可能出现出血或血栓并发症，导致血压降低或重要脏器栓塞（包括出血性和缺血性卒中）。①密切观察ECMO插管处及口腔、鼻腔、呼吸道等黏膜处的出血情况。②密切监测凝血指标，主要包括ACT（活化的全血凝固时间）、APTT（活化部分凝血活酶时间）、D-dimer（D-二聚体）及血栓弹力图。③维护已有的静脉通路，避免插入新的静脉通路，避免不必要的穿刺操作。④出血后可遵医嘱给予补充血小板、冷沉淀、血浆以及全血等。⑤置管切口处可予沙袋加压止血，必要时报告医生调节肝素用量，同时注意避免抗凝不足引起管路凝血。

（2）下肢缺血并发症的预防及处理。置管侧动脉血管可能出现下肢缺血，影响肢体正常功能，严重缺血坏死者可能有截肢风险。①每小时观察患者下肢皮肤温度、颜色及足背动脉搏动，发现异常及时报告医生。②如果已经发生下肢缺血，配合医生建立侧肢循环。

（3）空气栓塞的预防及处理。ECMO是一个体外循环装置，空气可通过连接患者动静脉的外置管路进入体内循环，导致空气栓塞。①在上机前严格检查连接管，排尽空气，保持管路连接严密，无漏气，防脱落。②避免静脉管道过度负压。③控制好氧流量，防止氧流量过大引起破膜。

（4）感染的预防及处理。对于重大传染性疾病患者在ECMO运行期间有额外感染的风险，部分可继发严重感染甚至脓毒血症，可能的诱因包括置管部位感染、导管相关血流感染、侵入性机械通气及其他留置导管（如非ECMO相关的中心静脉导管、导尿管等）和装置（如CRRT，IABP，经皮心室辅助装置）导致的感染。①严格执行无菌操作，及时更换穿刺口渗血敷料。②避免在ECMO管路上采血，避免不必要的侵入设备及有创操作。③预防呼吸机相关性肺炎，根据药敏实验，配合医师调整和应用抗生素。④加强皮肤观察与护理，适度翻身，保持皮肤清洁和干燥，应用防压疮床垫预防压疮。

（5）溶血的预防及处理。ECMO对血细胞有一定的破坏，造成溶血并发症，大部分较为轻微不会引起严重的相关并发症。①动态监测血常规、肾功能、游离血红蛋白、血红蛋白尿。②密切观察尿液颜色及有无黄疸。③配合医生根据患者病情调整ECMO转速及流量，预防溶血后的肾功能损伤包括碱化尿液、利尿及必要时CRRT。④如果是由于导管过细导致的溶血，必要时配合医生更换导管。

以上与气道管理相关的抢救处置均需严格按照三级防护的要求落实个人防护措施、医疗废物处理、环境及物品的处置。

（王晓艳　李利　魏红云　欧庆）

第八章

护 理 质 控

护理质量控制（简称"质控"）是有组织、有计划地通过对护理活动进行稽核，判定并评价其是否符合预制标准或制度要求，进一步找出工作中存在的问题，制定措施，加以改进，从而提高护理质量的过程。在疫情防控期间，护理质控重点包括：在全院、科室（尤其是隔离病房和发热门诊）两个层面搭建三级护理质控网络，完善与疾病防控、分级防护、消毒隔离，以及传染病（疑似）患者筛查、留观及护理等工作相关的SOP（标准作业程序），并采取有效措施，加强对上述SOP依从性及护理质量标准符合性的督导工作，以确保医务人员零感染，杜绝医院内交叉感染及聚集性传播，保证传染病确诊及疑似患者护理质量。其中，激活科室三级护理质控网络是实现质控前移，保证相应护理工作质量的重要方式。

第一节

发热门诊的护理质控

　　发热门诊是医院用于排查疑似传染患者，防控急性传染病的窗口科室，预检分诊有助于准确甄别疑似病例及急危重症病例，能迅速、有效地分流患者，阻断病原体在医疗机构内传播。降低感染发生风险，做好发热门诊的护理质控，是防治工作正常进行的重要保障。以下是发热门诊的护理工作标准。

一、分区合理，标识清晰

　　1. 分布合理，地标清晰，区域所在位置明确。"两通道"流线分明，采用文字+箭头的方式制作地标，标明人流、物流方向，洁、污不交叉。

　　2. 缓冲地带设有警示标识，能提醒工作人员进出不同区域前，自查防护装备是否符合要求。

　　3. 隔断门上视线平视位置张贴警示标识"开启后即刻关闭"，确保缓冲地带不同时开启两道门。

二、岗位培训及时、有效

　　1. 为护理人员提供以自我防护、消毒隔离、急救技能为核心的岗前培训及岗位培训。

　　2. 在疾病诊疗方案及政策更新或修订后，及时更新培训内容并全员覆盖。

　　3. 每次培训后留有培训及考核记录，及时评估护士的岗位胜任能力，加强弱项考核，提高护理人员素质能力。

三、手卫生落实到位

　　1. 以下情况必须做好手卫生：接触患者前，进行任何清洁或无菌操作前，与血液、体液或受污染表面接触后，触碰到患者或患者周围环境后，脱卸每一个防护用具的衔接时，接触了疑似传染病患者后。用75%乙醇进行手卫生。

2. 手卫生相关知识培训后，必须通过考核且留有相关记录。

3. 质控人员负责检查护士手卫生情况，并留有检查记录。

四、呼吸卫生落实到位

1. 门诊入口处张贴宣传教育海报，或提供宣传教育手册。向有呼吸道感染症状的患者提供指导：咳嗽或打喷嚏时要捂住口鼻。手与呼吸道分泌物接触后要进行手卫生。

2. 制定接诊具有咳嗽等呼吸道症状患者的工作流程，如为咳嗽的患者和其他有症状的患者提供口罩。在候诊室留出空间（尽可能是独立空间），并鼓励有呼吸道感染症状的患者尽量远离他人坐下。

3. 质控班每天抽查落实情况并记录。

五、防护检查要求

1. 对护理人员进行防护相关知识培训，必须通过理论考核及操作考核，并留有相关记录。

2. 质控人员登记每班次护士上岗前防护用品的选择及穿戴情况，对应防护用品配置表逐项勾选登记，查漏检误。

3. 检查后勤卫生人员的防护用品穿戴情况。

4. 对上岗人员，每天至少进行2次体温测定，并记录。

5. 定期清点防护用品库存数量，并向医院上报发热门诊防护用品使用情况。

六、消毒隔离质控要求

（一）复用器械消毒

患者使用过的血压计、听诊器、指脉血氧饱和仪一用一消毒，每次消毒后，需在消毒质控表上记录。

（二）防护用品消毒

必须重复使用的防护用品（如护目镜），有详细清洗消毒流程，建立浸泡消毒质控表，做好记录。

（三）物表及地面消毒

建立病区消毒登记监测表，记录物表及地面消毒的时间、时长、位置、有效氯含量，执行人与核对人双人查对、签字。

（四）医疗废物处理

严格按照《医疗废物管理条例》和《医疗卫生机构医疗废物管理办法》规范处置，建立医疗废物处理质控表（表8-1）。

表8-1 隔离病区（病房）医疗废物管理质控表

区域	具体要求	检查情况
污染区	医疗废物和生活垃圾均应按医疗废物分类收集	
	医疗废物收集桶应为脚踏式并带盖	
	医疗废物不应超过包装袋或者利器盒容量的3/4	
	分类收集使用后的一次性隔离衣、防护服等物品时严禁挤压	
	正确包装（含氯消毒液喷洒→鹅颈式扎袋→含氯消毒液喷洒第一层垃圾袋→套第二层垃圾袋→鹅颈式扎袋）	
	外贴标签（包括：医疗废物产生单位、产生部门、产生日期、类别，特殊病原须注明）	
	离开污染区前对包装袋表面采用有效氯1 000mg/L的含氯消毒液喷洒消毒（注意喷洒均匀）	
	准确称重量、数袋数（数量），登入医疗废物登记本，双人核对、签字	
	保洁员按规定时间使用专用带盖医疗垃圾车，乘坐隔离病区专用梯运送	
	医疗废物交接（保洁员与收送员共同签字）	
	不得与一般医疗废物及生活垃圾混放、混装	
	运送结束后，对运送工具进行清洁和消毒（氯消毒液浓度为1 000mg/L）	
清洁区	按照常规的医疗废物处置	

注：隔离病房的医疗废物管理工作按照国家卫生健康委员会办公厅《关于做好新型冠状病毒感染的肺炎疫情期间医疗机构医疗废物管理工作的通知》国卫办医函〔2020〕81号的要求执行。

七、发热门诊护理工作质控表

发热门诊护理质控工作包括同一上班时间段不同岗位的护士互相交叉质控，专职质控员对每一护理岗位的护士及保洁员进行质量督导，确保疫情期间无疏漏（表8-2至表8-4）。

表8-2　发热门诊护理工作交叉质控表

时间	预检分诊班	质控	抽血班	质控
8:00	早交班，检查各登记本登记及电子录入情况		早交班，检查抽血处各登记本情况	
	更换工作台无菌垫单、擦拭工作区域（台面、电脑、键盘等）		更换工作台无菌垫单、擦拭工作区域（台面、电脑、键盘等）	
	检查电脑系统、工作台物品摆放及有效期		检查电脑系统运作情况，工作台物品摆放及有效期	
	补充物品（患者筛查表、病历本、橡胶手套、消毒湿巾等）		补充物品（采血管、采血针头、棉签、橡胶手套等）	
11:00	接诊发热患者，登记患者基本信息，填写传染病筛查表、接诊患者统计本、样本受理登记表，录入电脑数据（记录各登记本）		执行采血治疗，送患者住院隔离	
			送患者做检查	
			协助预检分诊工作	
			协助值班医生采集咽拭子	
			检查抢救车及除颤仪，并登记	
			监督保洁员污染区清洁消毒工作，检查各种消毒登记、记录是否完整	
14:00	交接班，检查各登记本登记及电子录入情况		交接班，检查各登记本登记及电子录入情况	
	更换工作台无菌垫单、擦拭工作区域（台面、电脑、键盘等）		更换工作台无菌垫单、擦拭工作区域（台面、电脑、键盘等）	
	检查电脑系统、工作台物品摆放及有效期		检查电脑系统、工作台物品摆放及有效期	
	补充物品（患者筛查表、病历本、橡胶手套、消毒湿巾等）		补充物品（采血管、采血针头、棉签、橡胶手套等）	
	接诊发热患者，登记患者基本信息，填写传染病筛查表、接诊患者统计本、样本受理登记表，录入电脑数据（记录各登记本）		执行采血治疗，送患者住院隔离	
			送患者检查	
			协助预检分诊工作	
			协助值班医生采集咽拭子	
			监督保洁员污染区清洁消毒工作，检查各种消毒登记、记录是否完整	

续表

时间	预检分诊班	质控	抽血班	质控
20:00 — 24:00	交接班，检查各登记本登记及电子录入情况		交接班，检查各登记本登记及电子录入情况	
	更换工作台无菌垫单、擦拭工作区域（台面、电脑、键盘等）		更换工作台无菌垫单、擦拭工作区域（台面、电脑、键盘等）	
	检查电脑系统、工作台物品摆放及有效期		检查电脑系统、工作台物品摆放及有效期	
	补充物品（患者筛查表、病历本、橡胶手套、消毒湿巾等）		补充物品（采血管、采血针头、棉签、橡胶手套等）	
	接诊发热患者，登记患者基本信息，填写传染病筛查表、接诊患者统计本、样本受理登记表，录入电脑数据（记录各登记本）		执行采血治疗，送患者住院隔离	
			协助预检分诊工作	
			协助值班医生采集咽拭子	
			监督保洁员污染区清洁消毒工作，检查各种消毒登记、记录是否完整	
	捞眼罩、冲洗面屏，将上述物品打包放于送消箱里备送		抽血岗护士兼顾预检分诊工作	

两班并一班

时间		
2:00 — 8:00	交接班，检查各登记本登记及电子录入情况	
	更换工作台无菌垫单、擦拭工作区域（台面、电脑、键盘等）	
	检查电脑系统、工作台物品摆放及有效期	
	补充物品（患者筛查表、病历本、橡胶手套、消毒湿巾、采血管、采血针头、棉签、手套等）	
	接诊发热患者，登记患者基本信息，填写传染病筛查表、接诊患者统计本、样本受理登记表，录入电脑数据（登记各个登记本），统计上报接诊患者数据	
	执行采血治疗，送患者住院隔离	
	协助值班医生采集咽拭子	

表8-3　发热门诊护理质控员质控表

时间	质控班	质控
7:00	摆放当天使用量的防护用品，并统计防护服、防护口罩、隔离衣使用情况	
	检查当班工作人员体温登记本是否有双人查对签名	
	检查进入分诊大厅人员的着装是否合规	
	核对清洁区消毒剂的配制	
8:00	捞护目镜，冲洗晾干，更换护目镜消毒液	
	检查脱防护服质控表是否有双人查对签名	
	检查出诊防护用品使用登记情况及补充	
9:00	补充库房，请领物资	
	紫外线消毒男更衣室、女更衣室及缓冲间，并登记	
9:30	检查各个登记本登记落实情况	
10:00	接收洗手衣，分类摆放，并登记	
	作为应急班，协助各班次护士处理突发情况	
11:00	监督上班人员是否按照流程进行操作，各班工作完成情况	
	监督保洁员清洁消毒工作，并检查消毒记录是否完整	
13:00	质控及协助各班工作	
	捞护目镜，冲洗晾干并打包，补充缓冲间物品	
14:00	协助指导保洁员清洁消毒工作	
15:00	接收物资，并登记	
19:00	整理及补充物资	

附注：①监督上班人员是否按照流程进行操作
　　　②作为应急班，协助各班次护士处理突发情况
　　　③监督保洁员清洁消毒工作，检查消毒记录是否完整
　　　④周一用乙醇擦拭紫外线灯管，并登记

表8-4 发热门诊保洁工作质控表

时间	发热门诊	质控	时间	发热门诊	质控
7:00	着装完毕，护士检查合格			着装完毕，护士检查合格	
	保洁工具准备			保洁工具准备	
	配制消毒液并与护士共同核对、签名			配制消毒液并与护士共同核对签名	
	清洁楼梯间、男更衣室、女更衣室、洗手间			清洁楼梯间、男更衣室、女更衣室、洗手间	
8:00	擦拭潜在污染区物表、拖地（仓库、走廊）		18:00	擦拭潜在污染区物表、拖地（仓库、走廊）	
	污染区洗消间准备保洁工具、工具车			污染区洗消间准备保洁工具、工具车	
	配制消毒液并与采血护士共同核对			配制消毒液并与采血护士共同核对	
	各室保洁顺序：收费室、缓冲间、诊室、咽拭子采集室、大厅、患者等候区、洗手间、垃圾暂存间			各室保洁顺序：收费室、缓冲间、诊室、咽拭子采集室、大厅、患者等候区、洗手间、垃圾暂存间	
	区分各区域布巾、进行垃圾清理、擦拭物表			区分各区域布巾、进行垃圾清理、擦拭物表	
10:00	污染电梯清洁消毒3次/天，并做好签字记录			污染电梯清洁消毒3次/天，并做好签字记录	
	打包垃圾、贴好双标识，数袋、称重、登记，放置于垃圾暂存间			打包垃圾、贴好双标识，数袋、称重、登记，放置于垃圾暂存间	
	浸泡布巾，用含氯消毒液擦拭保洁工具，分类放置			浸泡布巾，用含氯消毒液擦拭保洁工具，分类放置	
11:00	正确脱隔离衣，分诊护士监督		22:00	正确脱隔离衣，分诊护士监督	

隔离病房的护理质控

隔离病房是救治传染性疾病患者的重要医疗配置，做好隔离病房的护理质控工作是保障医疗安全，预防医院感染发生的重要手段。医院应该进一步完善隔离病房的护理质控的长效工作机制，提高质控水平。

一、隔离病房三级护理质控网络的建立

由隔离病房护士长、护理组长、辅班护士共同组成隔离病区三级护理质控网络，明确分工，交叉检查，落实隔离病房日常环节质控。护士长必须要认识到，自己个人的能力和精力是有限的，必须把培养护理组长及激活病区三级质控网络活性作为病区管理工作的首要任务之一。

二、隔离病房护理质控

（一）落实各级护理质控组织的现场督察工作

重点检查分级防护、消毒隔离制度、护理核心制度的落实情况，在保证护理安全的前提下，提高专科护理质量。建议使用易于交叉核对的各班次工作流程表，由责任班护士和辅助班护士对本班内的工作内容及执行情况进行自查及互查核对，并打钩，避免出现遗漏。

（二）建立防呆机制保证消毒隔离工作落实到位

隔离病房及发热门诊的绝大多数地面、物表消毒及终末消毒工作，是由保洁员完成。保洁员对传染病认识不够，卫生知识相对缺乏，自我防护意识差，在培训和管理上存在一定难度，需要仔细梳理保洁员的工作流程，尽量应用防呆法，放手不放眼。安排质控护士或主班护士督查、指导保洁员的工作。同时采用消毒登记本来记录消毒隔离工作完成情况，内容包括：空气、地面、物表及使用过的医疗用品等消毒方式及持续时间、医疗废物及污染衣物的处理等等，最后有实施消毒人和记录者的签名，并注明记录时间。

三、隔离病房护理工作质控表

隔离病房护理质控工作包括同一上班时间段不同岗位的护士互相交叉质控、专职质控员或护士长对每一护理岗位的护士及保洁工作进行质量督导，确保疫情期间无疏漏（表8-5至表8-7）。

表8-5　隔离（留观）病房护理工作交叉质控表

时间	主班	执行	质控	辅班	执行	质控
8:00—12:00	交接班			交接班		
	对出院患者行出院指导			办理出院		
	病房通风，监督保洁员终末消毒			填写防护用品使用量		
	接新入患者，进行入院宣传教育，执行相关医嘱			及时处理医嘱，正确收费，录入执行时间，修改一览表		
	协助医生采集咽拭子，并监督医生脱防护用品					
15:00	交接班，并签巡视记录卡			交接班		
	提醒患者换口罩、通风，检查地漏是否压紧，提醒患者每次冲厕所后放含氯消毒片			核对上一班的医嘱及文书		
21:00	测量患者生命体征			清点毒麻药、普通药、设备、物品并登记		
	检查病房终末消毒质量			用含氯消毒液擦拭护士站，护士办公室，并登记		
				各房间紫外线消毒并登记记录		
23:00	巡视病房，并签巡视记录卡			查询患者费用，避免漏费及多收费现象		
	协助医生采集咽拭子，并做好标本交接记录			及时处理医嘱，书写护理记录单		
	完成夜间的治疗及输液，并签巡视卡			填写防护用品使用量		
0:00	巡视病房，并签巡视记录卡			打印住院患者日清单，填写24小时日报表		
2:00	交接班，并签巡视记录卡			交接班，核对上一班的医嘱及文书		
				清点毒麻药、普通药、设备、物品并登记		

续表

时间	主班	执行	质控	辅班	执行	质控
3:00	完成夜间的治疗及输液，并签巡视卡			用含氯消毒液擦拭护士站，护士办公室，并登记		
5.00	巡视病房，并签巡视记录卡					
6:00	测量患者生命体征，并签巡视记录卡			书写病情交班本		
7:00	病房通风，并签巡视记录卡			及时处理医嘱，书写护理记录单		
	监督污染区保洁员配置消毒液并登记			核对潜在污染区保洁员消毒液配置浓度并记录		
7:30	发放口服药及早餐			填写防护用品使用量		

表8-6 隔离（留观）病房护理质控员或护士长质控表

时间	质控内容	质控
7:00	统计物资使用情况（防护服、防护口罩、隔离衣）	
	摆放1天使用的防护用品	
	检查工作人员穿防护服是否符合标准及工作人员体温登记本是否有双人查对签名	
	检查进入病区的保洁员着装是否合规	
	核对清洁区消毒剂的配制	
8:00	捞护目镜，冲洗晾干，更换护目镜消毒液	
	更换体温计浸泡盒乙醇，并登记	
9:00	清点登记急救车，检测除颤仪	
	检查冰箱温湿度登记本	
	补充病房物资，请领物资	
	辅助主班监督保洁员清洁消毒工作，检查消毒登记是否完整	
10:00	协助辅班处理各种事务	
	作为应急班，协助主班护士处理突发情况	
11:00	监督上班人员是否按照流程进行操作	
13:00	质控及协助各班工作	
14:00	协助指导卫生员清洁消毒工作	
	接收物资，并登记	

续表

时间	质控内容	质控
16:00	与辅班双人核对长期医嘱	
17:00	捞护目镜，冲洗晾干，更换护目镜消毒液	
18:00	整理及补充物资 辅助主班监督保洁员清洁消毒工作，检查消毒登记是否完整	
19:00	协助辅班处理各种事务 作为应急班，协助主班护士处理突发情况 监督上班人员是否按照流程进行操作	
其他	周一清点普通药品基数，用75%乙醇擦拭紫外线灯管，并登记	

表8-7　隔离（留观）病房保洁工作质控表

时间	污染区	质控	清洁区	质控
7:00	着装完毕，需护士检查合格方可进入病区		着装完毕，需护士检查合格方可进入病区	
	配制消毒液并与护士共同核对签名		配制消毒液并与护士共同核对签名	
8:00	拖地（污染区楼梯间、楼梯）		拖地（清洁男更衣室、女更衣室、洗手间、楼梯间、楼梯）	
	清洁污染缓冲间、内走廊、外走廊		擦拭潜在污染区物表、拖地（护士站、医生办公室、治疗室、处置室、清洁缓冲间）	
9:00	从外走廊进入病房进行患者病房保洁，需携带保洁车放在房间门口			
	病房保洁顺序： ①（喷洒）门把手→房间物表→地面→垃圾→厕所物表、厕位→垃圾 ②按规范收垃圾→擦拭房间物表→擦拭厕所物表→拖地			
11:00	打包垃圾、贴双标识，放置于垃圾暂存间，登记			
	浸泡布巾，用含氯消毒液擦拭保洁工具，分类放置			
18:00 — 22:00	着装完毕，需护士检查合格方可进入病区		着装完毕，需护士检查合格方可进入病区	
	配制消毒液并与护士共同核对签名		配制消毒液并与护士共同核对签名	
	清洁楼梯间及楼梯		清洁区保洁	

时间	污染区	质控	清洁区	质控
	清洁污染缓冲间、内走廊、外走廊		为污染区配制消毒液，并与采血护士共同核对签字	
	住院患者房间清洁消毒		擦拭潜在污染区物表、拖地（仓库、走廊）	
	出院房间终末消毒		为污染区洗消间准备保洁工具、工具车，配制消毒液并与采血护士核对签字	
18:00—22:00	阴性患者终末消毒顺序：床单位消毒（1小时）→打包蚊帐、被服→含氯消毒液作用于物表及地面→擦拭物表及拖地→通风、更换蚊帐及被服，并登记		各室保洁顺序： ①收费室→缓冲间→诊室→咽拭子采集室→大厅→患者等候区→洗手间→垃圾暂存间（各区域布巾→布巾区分→布巾更换） ②原则：垃圾清理→擦拭物表→拖地	
	阳性患者终末消毒顺序： ①含氯消毒液作用于天花板、墙面、物表、地面 ②过氧乙酸用于空气消毒（作用1小时） ③打包蚊帐、被服，按要求扎紧（焚烧） ④用含氯消毒液布巾擦拭物表、拖地 ⑤通风、更换蚊帐及被服，并登记		着装完毕，需护士检查合格方可进入病区	
			配制含氯消毒液，携带工具车，打包病房垃圾	
	浸泡布巾、地巾，擦拭保洁工具		浸泡布巾、地巾，擦拭保洁工具	
	医疗垃圾打包、贴标识、数袋、称重、登记并送垃圾暂存间		医疗垃圾打包、贴标识、数袋、称重、登记，并送垃圾暂存间	
	打包浸泡布巾		打包浸泡布巾	

四、隔离病房护理质控专用表格

隔离病房感控和护理质控严格落实三级管理。

1. 第一级由科室感控员根据情况定期和不定期进行专项质控，使用隔离（留观）病区物表及地面消毒质控表（表8-8）、终末消毒质控本（表8-9）、清洁区清洁消毒质控表（表8-10）、潜在污染区清洁消毒质控表（表8-11）、污染区清洁消毒质控表（表8-12）、阴性患者病房终末消毒质控表（表8-13）、阳性患者病房终末消毒质控表（表8-14）。

表8-8　隔离（留观）病区物表及地面消毒质控表（　　月　　日　）

时间	区域或病房号	环境、物表消毒			使用消毒剂			消毒作用时间	消毒人员
		地面（湿拖）	物表（擦拭）	洗手间（喷洒）	名称	浓度	是否测试合格		

注：①物表（与患者相关的清洁单元，包括床、床头柜、设备带、门把手、水龙头等），地面每天消毒2次。
②保洁人员做好个人防护，操作结束后进行用具清洁、消毒及手卫生。
③空气紫外线消毒另行建册登记，每室1本。
④使用中仪器、设备表面另由责任护士用75%乙醇每天消毒2次，另行记录。

表8-9　终末消毒质控表

日期	基本情况				消毒方法				操作者	检查者
	姓名	床号	核心检测指标阴性①	核心检测指标阳性②	紫外线照射③ 时间	气化喷雾④		喷雾/擦拭		
						过氧乙酸	过氧化氢	1 000~2 000mg/L含氯消毒液		

注：①核心检测指标阴性病例：1+（2）。
②核心检测指标阳性病例：1+（1）+（2）。
③紫外线照射：1.5W/m³，30分钟以上。
④气化喷雾：A.过氧乙酸：2%过氧乙酸8mL/m³，气溶胶喷雾1小时；B.过氧化氢3%（30g/L）按照20~30mL/m³，喷雾1小时。

表8-10　清洁区清消消毒质控表（2次/天）

日期	时间	含氯消毒液（1 000mg/L）		更衣室、走廊、卫生间		签名	
		楼梯、楼梯间	垃圾处理	物表擦拭	湿式拖地	执行者（保洁）	核对者（护士）

表8-11　潜在污染区清消消毒质控表（3次/天）

日期	时间	含氯消毒液（2 000mg/L）		更衣室、走廊、卫生间		签名	
		楼梯、楼梯间	垃圾处理（按流程处理）	物表擦拭	湿式拖地	执行者（保洁）	核对者（护士）

表8-12　污染区清消消毒质控表（3次/天）

日期	时间	外围		病房			签名	
		含氯消毒液（2 000mg/L）楼梯间、楼梯	内走廊、外走廊	含氯消毒液喷洒	垃圾处理（按流程处理）	物表擦拭（注意高频接触物表）	湿式拖地	执行者（保洁）	核对者（护士）

表8-13 阴性患者病房终末消毒质控表

日期	时间	含氯消毒液（2 000mg/L）	含氯消毒液喷洒（作用60分钟）（天花板、墙面、物表、地面）	床单位消毒（30分钟）	垃圾处理（按流程）	打包被服	物表擦拭（高频接触物表）	清水物表擦拭	湿式拖地	紫外线照射（60分钟）	执行者（保洁）	核对者（护士）

表8-14 阳性患者病房终末消毒质控表

日期	时间	含氯消毒液（2 000mg/L）	含氯消毒液喷洒（作用60分钟）（天花板、墙面、物表、地面）	空气消毒（作用60分钟）（房门、卫生间、阳台、病房）	垃圾处理（按流程）	打包被服（贴标识）	物表擦拭（高频接触物表）	清水物表擦拭	湿式拖地	床单位消毒（30分钟）	紫外线照射（60分钟）	执行者（保洁）	核对者（护士）

2．第二级由护士长或护理部干事进行抽查，使用隔离（留观）病房护理巡视表（表8-15），对护理质量进行把关。

3．第三级由医院感控督导员根据"医院感控督导员制度"（详见第二章第一节）实施检查，使用隔离病房防控措施督导检查表（表8-16），与第二章第一节的内容点面结合，层层把关负责。

表8-15　隔离（留观）病房护理巡视表

床号：　　　　　　　　　姓名：　　　　　　　　　日期：　　　年　　　月　　　日

时间	病情	情绪	沟通	输液滴速 （如有）	签名
8:00	平稳	平稳	正常		
9:00					
10:00					
11:00					
12:00					
13:00					
14:00					
15:00					
16:00					
17:00					
18:00					
19:00					
20:00					
21:00					
22:00					
23:00					
0:00					
1:00					
2:00					
3:00					
4:00					
5:00					
6:00					
7:00					

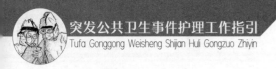
表8-16　隔离病房防控措施督导检查表

日期时间：　　　　　　　　　　　　　　　　　　医院感控督导员：

督查区域	督导对象	督查内容	是否合格
污染区	责任护士 辅班护士 值班医生	手卫生	
		个人防护用品规范穿戴	
		个人防护用品正确穿脱	
		熟悉分区通道路线，不交叉	
		熟悉工作流程	
		诊疗器械专物专用	
		复用诊疗器械消毒方法正确	
		手消毒液配备充足且在有效期内	
		各类消毒液配置及时、浓度正确	
		严格执行医疗护理核心制度	
	保洁员	手卫生	
		个人防护用品规范穿戴	
		个人防护用品正确穿脱	
		熟悉分区通道路线，不交叉	
		配置消毒液浓度正确	
		落实日常及终末消毒且方法正确	
		各区域清洁消毒顺序正确	
		清洁工具分区、分色管理	
		日常消毒登记及时	
		回收医疗垃圾方法正确	
		回收污染织物方法正确	
	医疗废物 回收员	手卫生	
		个人防护用品规范穿戴	
		个人防护用品正确穿脱	
		熟悉分区通道路线，不交叉	
		转运车辆正确消毒并记录	

续表

督查区域	督导对象	督查内容	是否合格
	医用织物收送员	手卫生	
		个人防护用品规范穿戴	
		个人防护用品正确穿脱	
		熟悉分区通道路线，不交叉	
		所有回收物品先消毒再清洁	
		医护和患者衣物分开清洗消毒	
		转运车辆正确消毒并记录	
潜在污染区	保洁员	手卫生	
		个人防护用品规范穿戴	
		个人防护用品正确穿脱	
		熟悉分区通道路线，不交叉	
		落实日常消毒，且方法正确	
		回收雨靴清洗消毒方法正确	
		使用后的防护用品处置正确	
	区域负责人	手消毒液配备充足且在有效期内	
		各类消毒液配置及时、浓度正确	
		护目镜回收清洗消毒方法正确	
清洁区	保洁员	落实日常消毒，且方法正确	
	区域负责人	消毒液配备充足且在有效期内	
		区域内物品定位放置，专人负责	
		防护物资出入库清晰，备用补充及时	

需要具体说明的情况：

普通病区的感染防控督导

一、分级防护方面

督导检查医护人员的分级防护，穿脱口罩、帽子、隔离衣、防护服等防护用具是否规范，落实手卫生，检查防护物品、物资是否配备合理，对不规范行为及时指导，发现问题及时沟通、反馈，做好记录。

督导住院部各病区所有人员，包括医护人员、陪护、护理员、保洁、后勤工人等，选择正确的岗位防护着装。

二、消毒隔离方面

按规范进行物表消毒和紫外线空气消毒，准确记录紫外线灯管使用时间，并检查、记录完整性。

督导检查重点科室的医疗器械、污染物品、地面等清洁与消毒，加强诊疗环境通风。

三、病区人员管理

1. 督导病区陪护情况，住院患者谢绝探视，限制人员流动。因病情需要留陪护的患者，固定一名陪护。陪护如无特殊情况不得随意出入病房。禁止学龄前儿童及发热、传染性疾病或精神疾病患者进入病房陪护。

2. 督导病区管理落实，家属或陪护不得擅自将患者带出病区，不得擅自翻阅病历和其他医疗护理文件，不得干扰正常诊疗工作，不得私自请院外医师会诊。

3. 督导体温检测情况，所有进入病区人员均须进行体温探测，包括医护人员、陪护、保洁、后勤人员，如体温＞37.3℃，须指引至发热门诊进行分诊。

4. 第三方公司人员进出病区需身穿制服，出示证件说明进出病区理由后，检测体温合格方可进入。完成工作后应及时离开，禁止无关人员擅自进入病区。

5. 制定相应的防控维稳工作制度。对于出现不遵守病区管理规定，经医护人员劝阻无效，给病区正常秩序造成较大影响的人员，可通知治安队员协助维持秩序。如情节严重，将依法移交公安机关处理。

6. 住院楼首层设置安保岗位，维护正常医疗秩序，如有不服从管理者，院方有权取消其住院或者陪护资格。

7. 医院设置医疗或防控值班，值班电话24小时开通，病区出现突发情况可以及时协助。

四、工作服管理

1. 督查全院医护人员着装情况，不可在工作服外穿护士毛衣或外穿自备防寒衣物。

2. 因工作性质需要，在工作服外穿护士棉衣御寒，须对护士棉衣进行每天紫外线灯表面消毒及记录，与普通工作服悬挂区域做物理区隔。护士棉衣按工作服同等要求送洗。

3. 需对每天使用后的工作服表面进行紫外线照射消毒；在固定紫外线灯覆盖不到的情况下，使用移动式紫外线灯。同时，记录工作服紫外线照射的日期、时长及累积使用时长。

4. 各科室（病区）督促本科室（病区）医护人员及时更换工作服（包括棉衣），及时送洗（每周收洗≥2次），并妥善保管本科室（病区）的工作服洗消记录。

5. 接触疑似或确诊患者后，工作服必须用双层黄色胶袋封装好，外贴标签注明"相关病毒感染"，放入污衣袋内，密闭袋口，通知被服中心送洗消，并做好记录。

五、其他

病区内不允许携带易燃易爆物品及管制刀具，一经发现直接没收。不得携带宠物进入，保持病区环境安静、整洁。

疫情防控期间护理督导检查由护士长或科室感控员执行，使用疫情防控期间普通病区护理督导检查表（表8-17）。

表8-17　疫情防控期间普通病区护理督导检查表

检查人员：　　　　　　　　　检查区域：　　　　　　　　　检查时间：

项目	内容	检查结果	不合格情况说明及改进建议
病区管理	人员出入管理	合格□	
	全员体温检测	合格□	
	物表消毒	合格□	
	空气消毒	合格□	
	病房通风	合格□	
	陪护戴口罩	合格□	
	患者安置戴口罩	合格□	
工作人员	着装整齐	合格□	
	戴口罩	合格□	
	戴帽子	合格□	
	作业时防护达标	合格□	
	手卫生	合格□	

其他问题：

（廖晓艳　林恺　罗小琴）

第九章

赋 能 关 怀

当突发公共卫生事件疫情来临时，比疫情更可怕的是恐慌和焦虑情绪，负性情绪会导致个体抵抗疾病的能力降低，所以，面对突发公共卫生事件的疫情，每一个个体都需要被呵护和关怀。恐慌和焦虑是应激下的正常情绪反应，是对疫情所涉及的应对方式及发生的未知情况而出现的生理和心理反应。赋能就是为个体或某个主体赋予能力和能量，使其能够主动参与并能够自主感觉自己有能力来应对发生的事件，旨在通过言行、态度、环境等的改变给予他人或自己正能量。通过对个体赋能，提供信息、支持、资源和关怀，激发个体赋能和自我管理的能力，以积极的情绪和合适的应对方式战胜疫情。

一线医务人员的赋能关怀

突发公共卫生事件期间，医务人员夜以继日冲锋于抗"疫"救援的第一线。部分地区医护人员短缺，在工作环境的变化之下，一线医务人员作为应急救援队，承担着争分夺秒抢救生命的重任，面临着比其他大众更大的感染风险。工作时间延长、缺乏休息，其身心健康直接受到威胁，承担着巨大的工作和心理压力。Nickell等研究了2003年传染性非典型肺炎的暴发对一线医护人员心理的影响，发现约20%的医务工作者有情绪抑制，临床护士的发病率高达45%。故对一线医务人员应予以特别的关怀和健康赋能。

一、一线医务人员的心理调适

一线医务人员站在防疫的最前线，面对环境与工作的巨大应激，最可能出现一系列心理变化，应遵循"定时轮岗，自我调节，有问题寻求帮助"的原则，及时给予心理调适。

（一）主要表现

依据南方医科大学南方医院精神心理科团队所整理的关于医务人员的心理特点，从躯体反应、情绪反应及职业困扰方面总结如下。

1. 躯体反应。

（1）由于长期的高强度工作，出现体能下降，身体疲劳。

（2）工作时间的明显延长，导致休息与睡眠的不足，容易出现晕眩、呼吸困难、胃痛、食欲差、恶心、呕吐、大汗淋漓、双腿乏力、头痛、胸痛、胸闷、失眠、噩梦等不良生理反应。

2. 情绪反应。

医务人员在紧急救治过程中情绪更多表现为：

（1）由于高强度的工作，没有得到充分的睡眠时间，医务人员容易出现情绪不稳定，易怒，对周围人失去耐心，与他人关系紧张。

（2）由于医务人员每天接触感染患者，直面灾难及被传染的危险，更有可能触及恐慌情绪，作为传染性高的一部分特殊群体，精神紧绷，进而产生焦虑及抑郁情绪。

（3）医务人员在救治过程中，时常也会直面救治患者的失败，对患者身体机能的日益下降甚至面临死亡容易感到无助、无望及自责，最终造成医务人员内心强烈的痛苦、内疚、自责、无助以及孤独感。

3. 特殊职业困扰反应。面对来势汹汹的疫情，作为医务人员，在救治患者的同时，难免为自己不能有效救治患者而感到挫败、自责和内疚，从而怀疑自己的职业价值性，甚至因此对患者产生罪恶感，对自身职业产生无价值感。

（二）应对策略

如一线医务人员出现以上心理反应的征兆与表现，应及时通过有效的自我调节方法，及时疏导不良情绪、减轻心理负担，甚至寻求外界协助应对与干预。

1. 充分的心理准备。在紧急的疫情面前，医务人员随时需要投入到危险的医疗工作中，参与救援前应充分了解相关疫情的信息，做好充分的心理准备，避免在疫情面前手足无措。建议参与救助前，医务人员应接受心理疏导和心理危机干预培训，学习情绪调控方法。一线医务人员应注意早期识别自身负面心理情绪，进行积极的自我心理疏导，尽快调整心态。

2. 保证充分的睡眠和休息。避免长时间工作，适当安排换班，脱离病房环境，避免不良情绪累积，及时自我调节。尽量保证充分的睡眠和休息，休息时听轻音乐，做娱乐活动。

3. 自我放松训练。鼓励一线医务人员采取自我放松训练，在隔离期间进行阅读、听音乐、看电视、室内散步等休闲活动，每天可练习深呼吸2~3次，呼吸要缓而慢，让自己平静、平和，可因地制宜适当锻炼，如伸展运动、太极拳等。分散注意力，以冲淡疫情所带来的负面情绪。

4. 慰问鼓励。单位和卫生行政部门对一线医务人员及其家属展开慰问，传达美好祝愿，保证生活用品的供给，积极协调解决他们的需求和困难。

5. 接受和倾诉焦虑情绪。尝试接受焦虑情绪，与情绪相处，允许负面情绪的适度宣泄，如找信任的朋友或同事交流、倾诉分享。保持与外界的联络和交流，来自家庭、同事的理解和支持能够缓解恐慌、焦虑、孤独感及无价值感。

6. 积极自我对话。肯定自己与同事的付出，给予自我价值肯定，提高自我效能感；接受自身和医学技术的限制，尊重客观现实，与同事相互鼓励，尽力而为。

7. 表达性书写或叙事日记。叙事的过程让个体重新发现自我经历，重塑意义。通过表达性书写促进个体情绪表达，整合情绪与想法，实现自我表露，有助于健康。针对疫情所带来的影响进行书写，无论是负面的影响，还是积极的影响，通过表达性书写，能帮助我们理清疫情下自我的状态和认识，有利于应对疫情下的恐惧和不安，从而增加内心的平静和安定。我们可以通过以下步骤来尝试表达性书写：给自己一些时间安静下来，做几个深呼吸；回想疫情给你的生活、你和他人的关系带来了什么影响；你的内心是什么样的感受；你做了什么应对这个变化；在这个变化中，你获得了什么；这个收获对你未来的生活有什么影响。当你书写的时候，请放下所有的担心，无须考虑错别字、语法或语句结构，尽可能详细地描述自己内心深处的感受和想法。

8. 南方医院精神心理科团队总结的调整情绪、放松训练方法。

（1）腹式呼吸。①感受自己的呼吸方式。躺在床上或坐在沙发上，左手放在胸部，右手放在腹部肚脐处，自然地呼吸，感觉双手上下起伏的运动，并比较双手的运动幅度；②进行腹式呼吸练习和体会：缓慢地通过鼻孔呼吸，吸气时让腹部慢慢地鼓起来，呼气时让腹部慢慢地凹下去，体会腹部起伏的感觉，通过比较双手的运动幅度去体会与之前习惯性呼吸方式的不同。③练习几分钟之后，坐直，休息一下，双手放的位置不变，之后继续进行腹式呼吸，比较双手此时的吸气和呼气的运动幅度，判断哪一只手更加明显。如果左手的运动幅度比右手更明显，可能意味着还没有掌握腹式呼吸的技巧，需要继续练习。

（2）渐进式肌肉放松。①调整为最舒适的坐姿，闭眼，然后深吸气，缓慢呼气；②呼气时，感受双肩下沉，肩部肌肉放松；继续深吸气，然后缓慢呼气，感受肩膀下沉、放松的同时，感受肌肉放松逐渐扩展到上肢、指尖、躯干、下肢、脚趾等部位；③继续深吸气，缓慢呼气，感受肩膀、躯干、四肢的肌肉放松，颈部和头部也同时得到放松；④继续几个周期的深呼吸，缓慢呼气时感受全身肌肉的放松，最终感到全身放松。

（3）蝴蝶拥抱。①闭上眼睛，双手交叉放在胸前，中指尖放在对侧锁骨下方，指向锁骨方向；②将你的手想象成蝴蝶的翅膀，像蝴蝶扇动翅膀一样，缓慢地、有节奏地交替摆动你的手，如先左手，后右手；③缓慢的深呼吸，留意你的思维和身体感受，在这一刻，你在想什么？你的脑海中有什么样的景象？你听到了什么声音？闻到了什么气味？④观察你的想法、感受，不去评价他们，把这些想法、感受看作天上飘过去的云彩，一朵云彩来了又去，我们只需静静地目送，不会去评价它的好坏，重复做6~8次"蝴蝶扇翅"，当你觉得身心平静下来后，放下手。

（4）着陆技术。①身体着陆。用温水或冷水洗手；握着一个物体，感受它的温度和触感；感受双脚与地面的接触；用力张开握紧的拳头，感受手指末端感觉；②精神着陆。环顾四周的物体，快速、无声地说出他们是什么；想象你的痛苦是一个视频，而你可以按下关闭键；③自我抚慰的着陆。想想能让你安心的人、事、地点；想一件你期待去做的事情。

（5）认知疗法。用正确、积极、合理的观念去取代错误的观念，从而达到改善情绪的目的。在对患者产生的过分内疚和罪恶感时，医务人员可以对自己说"作为医务人员，我已经尽力了，我已经做得很好了"。肯定自己的工作价值，相信自己所做的每一个医疗活动、每一次救援都有意义。

9. 心理专业人员帮助。当自我心理疏导困难，或出现严重心理情况时，应及时寻求心理医生或心理咨询师的帮助。也可通过24小时线上服务心理危机干预热线，进行谈心疏导，给予积极的精神关怀。

二、一线医务人员的生活保障

疫情发生后，医务人员作为疾病防控、医疗救治的主力军，冲锋在前，义无反顾地投入到抗击疫情工作中，彰显了医务工作者崇高的精神境界和良好的职业操守。改善一线医务人员生活条件，切实关心医务人员身心健康，保护、关爱医务人员是打赢疫情防控阻击战的重要保障。

（一）隔离场所的设置

对一线医务人员隔离期的关怀，是减少医务人员与家属之间交叉感染的重要举措，也是切实维护医务工作者的健康权益。对在发热门诊和隔离病房工作的一线医务人员，以及有暴露风险的卫生保健人员，为他们提供必要的隔离居住场所，确保一线医务工作者正常的生活起居。

建议统一安排集中住宿，一人一室，房间有独立的洗手间，通风良好。做好对一线医务人员口罩、洗手液、含氯消毒液等防护用品的配给。为营造安全、整洁的居住隔离场所，各楼层均定点配置有生活垃圾桶，在保证一线医务人员生活用品供给的情况下，提倡其每天自行打扫房间、勤通风、勤洗手，并将生活垃圾定点投放，安排卫生员对各楼层环境卫生进行打扫与消毒。

（二）健康保障

加强一线医务人员个人防护，组织做好一线医务人员免费健康体检，最大程度减少院内感染。定期为一线医务人员统一采集咽拭子行相关病原菌检测，行胸部CT检查，同时，配备体温计，自行每天监测体温2次并记录，如有体温异常、咳嗽、咽痛、呕吐、腹泻等不适，及时就诊。合理排班，统筹安排轮班、轮休，防止超负荷工作。合理安排一线医务人员作息时间，对因身体、心理等原因不适合继续工作的医务人员及时轮换，对于因执行疫情防控不能休假的一线医务人员，在防控任务结束后，由所在医疗卫生机构优先安排补休。鼓励一线医务人员开展各种体育锻炼，每天累计时间不少于1小时，不参加聚集性活动，尽量与他人保持1m以上距离。

（三）生活保障

隔离期间，安排专门人员或志愿服务者，为一线医务人员提供有序的生活保障。为每一位一线医务人员配备洗漱用具、热水壶、洗手液、拖鞋等生活用品，积极协调并解决他们的生活需求与困难，确保医务人员于舒适环境下得到充足的休息。依据中华医学会肠外肠内营养学分会对一线工作者的饮食营养建议，为一线医务人员提供营养餐，在保证充足营养的基础上，增加含丰富蛋白质的食品（如牛奶）及新鲜蔬菜、水果等食物，由工作人员定时将三餐分配至各楼层的固定场所。提倡单独就餐，避免与外界接触，降低交叉感染的风险。为夜间值班人员提供即食食物。

（四）激励机制

通过媒体、网络及杂志等多种形式加大对医务人员职业精神的宣传力度，深入挖掘宣传在抗击疫情工作中做出突出贡献的一线医务团队和个人，共同营造尊医重卫的良好氛围。将医务人员在重大自然灾害或突发公共卫生事件中的表现作为职称评审的参考内容。提高一线医务人员薪酬待遇，发放临时性工作补助，做好工伤认定和待遇保障，实施职称评聘倾斜措施，开展先进表彰等，使他们始终保持强大的战斗力，心无旁骛地投入战胜疫情的战斗中，为做好疫情防控工作增强信心、凝聚力量。

（五）人文关怀

动员组织社会力量，落实家庭帮扶。对家有老人和孩子需要照顾的一线医务人员家庭，医院志愿者或专门人员进行对口帮扶，定期送菜上门，提供家政服务。医院工会和科室对一线医务人员和家属定期慰问，通过电话连线了解他们的需求和困难。对发现有歧视、孤立一线医务人员及其家属行为的，要及时进行批评教育。

（六）安全执业环境

为打击伤医行为，医院加大警力投入，在重要就诊部门或科室加派执勤人员，对在疫情防控工作中伤害一线医务人员的，要坚决依法严肃查处，维护正常医疗卫生秩序，创造安全的执业环境。

疫情期间不同人群的关怀

一、一线医务人员家属的关怀

突发公共卫生事件疫情发生后，我国广大医务人员积极响应党中央号召，牢记"一切为了人民健康的初心使命"，夜以继日舍小家、守大家，奋战在一线，为了减轻一线医务工作者的后顾之忧，努力为一线医务人员家属做好保障。

（一）生活保障

1. 解决生活困难。随着疫情发展，家属居家隔离，出行不便，甚至有些人因小区出现了病例，小区基本处于封闭状态，基本生活保障都出现困难。对此，动员社会力量，组织发动志愿者或安排专门人员，对一线医务人员家属展开慰问，积极协调、解决他们的需求和困难。针对确实生活难以保障的，联合社会各方开展"您的家事我来帮""您守大家，我护您的小家"等活动，为一线医务人员家属配送新鲜的水果、蔬菜及生活必需品，解除家属的燃眉之急，解决一线医务人员的后顾之忧。

2. 提供防护保障。提供口罩、消毒液、体温计等用品，全力保障一线医务人员家属的配给。组建爱心车队对有交通困难的医务人员家属提供必要的帮助。为一线医务人员家属统一购买防控期间意外伤害保险；为一线医务人员子女免费提供线上教育，解决他们长期隔离在家不能学习带来的困扰。严厉打击伤害、歧视孤立一线医务人员家属的行为，情节严重的给予相应处理处罚。

（二）心理赋能

1. 心理疏导。通过不同形式对一线医务人员家属进行心理疏导，医院和科室给予一线医务人员家属慰问和积极的精神关怀。对于他们在身后默默地守候和付出给予肯定，感谢他们最深刻的理解和最有力的支持。虽然他们没有到一线工作，但他们的支持，同样也参与了这场"战疫"，同样值得敬重。根据一线医务人员和家属工作、居住情况，分片、分区建立沟通联络渠道，使一线医务人员与家属能相互支持、鼓励，增强战胜疫情的信心与决心。鼓励一线医务人员在工作之余，通过视频告知家人在一线工作的进展情况、身体健康状况，减少他们的心理焦虑和紧张情绪。

2. 情绪调节。因环境不同、经历不同，疫情给每个人带来的影响不同，疫情中每个人的感受也大不相同。表达性书写能改善压力下的不良心理，减少负面情绪困扰、忧郁症状，并增加主观幸福感，积极疏导并鼓励他们写下自己最深处的想法和感觉，以减少负面情绪困扰、忧郁症状，鼓励他们直面困难，满怀希望。对于有严重心理问题的，安排专业心理医生使用网络工具、心理热线电话或视频会议进行心理治疗，并组织动员心理咨询社会组织广泛参与，以尽量缓解他们的紧张情绪。

二、返岗工作人员指引

突发公共卫生事件后，疫情就是命令，防控就是责任，每个公民做好防控是义不容辞的责任，对于返程复工的工作人员来说，在疫情防控的大背景下，出门上班更要做好个人防护。为正确指导广大工作人员在生活和工作中做好相关防控工作，掌握相关防控知识，加强预防意识和能力，确保自身安全与身体健康，特做出以下指引。

（一）乘坐交通工具的个人防护

1. 为做好疫情防控，建议企业错时复工，使客流分散出行，减少人流聚集。个人对自己的健康状况进行判断，做好体温测量，有可疑症状及时就医。乘坐公共交通工具时，有条件的话间隔而坐，并且少走动，全程戴好口罩，注意个人卫生。在公共场所不吃或少吃食物。不要随便触摸物品，勤洗手，不要在月台抽烟。

2. 建议步行、骑车或自驾车上班，自驾车要注意保持车内通风，如无必要，尽量不在服务区停留，车上有其他人时，尽量少聊天，一定要戴好口罩。

（二）其他场所的个人防护

突发公共卫生事件，以呼吸道、消化道传播途径常见，其主要通过空气中的飞沫和接触传播，空气不流通，人员密度较大，人员来往较频密的地方都是高危地区，现对电梯、食堂或餐厅、办公区等场所，给出以下防护建议。

1. 乘电梯时，务必戴好口罩。有条件的单位，实施电梯间消毒，个人接触按钮时，可用纸巾或事先准备好的硬纸条避污，如果手直接接触了按钮，及时洗手。在电梯里，不要用手揉眼睛、接触口鼻，尽量不在电梯内交流。低楼层的人建议走楼梯，爬楼时不要触摸扶手。

2. 进入食堂，戴口罩。食堂张贴洗手的海报，设置洗手设施和配备消毒用品，供就餐人员洗手消毒。坐下吃饭的最后一刻才能摘下口罩，摘口罩时，不要接触污染面，错峰就餐，避免扎堆和面对面就餐，就餐座位间隔1m以上，不与他人交谈，建议自己带饭或分餐打包，单独就餐。

3. 办公场所，佩戴口罩。到单位后，第一时间要洗手。办公场所不建议使用空调，办公室每天通风2~3次，每次30分钟以上，通风时注意保暖，避免感冒。减少面对面交流，尽量线上沟通。人与人之间尽量保持1m以上的距离。勤洗手，传阅纸质文件前后均需洗手。减少集中开会，控制会议时长。咳嗽、打喷嚏时，要用纸巾或手肘遮挡。

4. 勤洗手。饭前、便后要洗手。外出回来，到过电梯、食堂等高危地区的，马上洗手。要接触自己面部特别是眼睛和鼻孔前，咳嗽或打喷嚏后，都要洗手。

5. 日常佩戴的一次性医用口罩，条件允许时连续使用4小时更换或口罩潮湿污染后及时更换。物资紧缺时，在口罩没有污染、破损的情况下，回到家中将口罩挂到通风处，可重复使用；医用标准防护口罩不能清洗，也不可使用消毒剂、加热等方法进行消毒。

6. 健康监测。返岗后密切关注自己与同事的身体状况，如2周内有在疾病流行地区居住或旅行史的人员返岗，尽快到所在社区或有关部门进行登记，对高风险地区的人员实行集中或居家隔离医学观察14天，相关机构和社区负责对高风险人员进行严格管控。来自疫情风险地区的人员，应减少外出活动，尤其避免到人群密集的公共场所活动，从离开疾病流行地区的时间开始，实行居家隔离医学观察14天，每天监测体温2次，若出现咳嗽、咳痰、胸闷、气急等呼吸道症状及时就医，就诊时主动告诉医生自己在14天内的出行史及发病后接触过的人，配合医生开展相关流行病学史调查。

7. 物品消毒。取外卖、收快递等可能发生接触传播，可以简单地对快递和外卖的包装做一下消毒，随后及时用流动水和肥皂洗手即可。有条件的用酒精对手部接触到的部位、物件进行消毒，如手机、门把手、电梯按钮、鼠标键盘、自行车把手、工作证、文具、椅子等。使用酒精的过程中要注意安全，室内禁止喷洒式消毒，应采取擦拭方法进行消毒且在消毒过程中避免撒漏，保持室内通风，远离火源。建议随身携带一支笔备用，尽量不借用他人的笔或用公用笔，降低接触病毒的风险。

三、居家人员心理调适及健康赋能

根据突发公共卫生事件的性质、危害程度、涉及范围划分响应的等级，当重大传染性疾病来临时，为了减少传播途径，要求公民居家一段时间，对居家人员来说以往的生活习惯、工作习惯、出行习惯等发生很大改变，由此带来了心理压力及居家健康知识的需求。

（一）普通居家人员的心理调适及健康指导

1. 自我调节。

（1）制订计划。安排好每天要做的事情，如家庭成员的食物准备、日常生活物质准备、小孩的教育、收拾平时没时间整理的物品。

（2）投入事情。看书、听音乐、写字、画画、学习新的技能等，并且与家人一起享受这个过程。

（3）寻找支持。认真地跟家人一起做家务和聊天，聊天的主题丰富一些，不要只聊疫情；自我调整很困难时，可以通过热线或网络咨询寻求专业支持。

（4）进行锻炼。可以使用运动或健身APP锻炼，也可以在家练瑜伽等。还可以在空旷的、人少的自然环境中适当进行散步、跑步等户外运动。

（5）思考体验。思考自己可以从这段经历中获得什么有价值的人生体验。

（6）转移注意力。在情绪不好时通过转移注意力，做自己喜欢的事情，跟家人、朋友们倾诉宣泄，也可以寻求专业的心理医生或咨询师帮助，如通过科普文章、媒体相关节目及心理咨询热线等获得情感支持。

2．居家环境。保持家居通风，每天尽量开窗，不能自然通风的用排气扇等机械通风；与家里其他人尽量避免近距离接触（至少间隔1m以上的距离）；家庭成员之间不共用毛巾，餐具要保持清洁，勤晒衣被；不要随地吐痰，口鼻分泌物要用纸巾包好再扔到带盖垃圾桶内。

3．家庭成员自我监测。主动做好家庭成员的健康监测，自觉发热时要主动测量体温，家中有小孩的，要早晚触摸小孩的额头，如有发热要为其测量体温。如出现发热、咳嗽的可疑症状，应及时到就近的正规医院发热门诊就诊，并尽量避免乘坐地铁、公共汽车等公共交通工具。

4．饮食要求。避免聚餐，聚餐人群相互之间都是密切接触者，咳嗽、打喷嚏产生的飞沫，可直接污染到整个聚餐人群，极易造成疾病传播，少去人员多的公共场所就餐；注意营养，增强免疫力，保证充足睡眠，多喝水，勤锻炼；吃的食物（尤其是肉类和蛋）一定要煮熟、煮透；不要接触、购买和食用野生动物，尽量避免前往售卖活体动物（禽类、海产品，野生动物等）的农贸市场。

（二）特殊居家人群的心理调适

1．孕产妇。

（1）营造一个安静、舒适、整洁的居家生活环境，尽量不外出，适时开窗，避免过冷或过热，防感冒。

（2）合理安排生活，保持规律的生活作息，安排一些有意义的活动，学习孕产期相关知识，了解自身生理、心理变化，做适当的家务和体育运动等，增强自身抵抗力。保持营养均衡，清淡饮食，避免过度进食，控制好体重。

（3）客观、真实地了解疫情相关信息，提升内心的确定感，避免疫情所带来的过度恐慌和紧张。

（4）孕产妇处于生理和心理的特殊时期，在疫情影响下，更容易本能地感到紧张、焦虑甚至恐慌，要学会接纳自己的情绪反应，减少自责等负性应对方式。

（5）按照医生建议进行产检，做好自我健康监测，定期监测胎动，去医院时不必过度紧张，做好自身和家属防护，遵守医院的防控要求。

2. 儿童。

（1）在孩子面前，父母最好回避疫情相关的信息，当孩子休息或不在身边时再阅读疫情资讯或观看相关视频。

（2）与儿童一起保持规律作息，有计划、有意识地安排学习、室内锻炼、家务劳动、亲子游戏等。

（3）用孩子最容易理解和接受的方式（如绘画），解释孩子对疫情所不理解的问题，不亲吻孩子，不和孩子共用餐具，喂食小孩时家长戴好口罩。

（4）父母本身保持情绪稳定，及时觉察并调节自己的焦虑和恐惧，在孩子面前尽量呈现出稳定、积极且有力量的一面。

（5）鼓励孩子表达情绪，给予足够的耐心聆听，允许孩子哭泣和表达恐惧情绪，帮助他认识到害怕和恐惧是正常的情绪反应，并通过绘画等方式帮助孩子表达内心的感受，舒缓其不良情绪。

（6）教孩子养成勤洗手、按时休息、讲卫生的习惯，确保充足睡眠。

四、居家隔离人员的心理调适及健康赋能

突发公共卫生事件疫情发生后，需对有流行病学接触史及与传染源（患者、疑似患者、病原携带者）有过密切接触并可能受感染者，实行居家隔离。居家隔离是控制传染病流行的有效措施之一，对居家隔离的人员提供心理疏导和健康指引，以利于取得隔离者的配合和理解。

（一）居家隔离人员的心理调适

1. 居家隔离——个人。

（1）倾听。对这类人群进行心理支持时，建立关系是主要的。在接纳的基础上耐心地听、认真地听、有回应地听，不轻易下结论，尽可能不打断。可以进一步了解服务对象的心理需求。必要时进行澄清，如"您可以说得再具体一些吗"。

（2）指导。①居家隔离者感到恐惧、焦虑时，与其讨论隔离对个体及他人的重要意义，指导其进行放松训练、正念冥想等，对其行为表达赞赏与感谢。指导被隔离者自我照料，如观察自身症状的变化、生活规律、适量运动、加强营养等。告知被隔离者如有身体不适去医院就诊的指引，如用什么交通工具、去哪一个定点医院、通知亲朋好友等。指导其制定日常生活计划，享受与家人在一起的生活。②居家隔离者可能会感到无所事事、度

日如年，建议其回忆既往是否有过相似的经历，在既往经历中寻找解决的方法；引导其说出隔离期间已经使用的排解方法，可多关注网络上和自己有相似经历人员的排解方法，让其积极关注剩余的隔离天数，指导其在日历上进行不同的标注，可用绘画、自创符号等，以此进行良好的自我暗示。

2. 居家隔离——家庭。

（1）让被隔离的家庭成员互相倾听、宣泄，倾听每一位家庭成员内心的感受，并询问其他家庭成员对此的看法，使家庭系统内部进行相互支持，让家庭成员意识到自己的反应对家庭其他人的影响。

（2）建议隔离的家庭做一些事情，在做好防护、戴好口罩的前提下，一起运动，一起观看影视节目，玩游戏和纸牌等，但须保持个体间的距离。与身处异地的亲朋好友进行音频、视频通话，也可以通过网络进行家庭间的团聚活动。

（二）对居家隔离人员的健康教育

1. 居家隔离者往往出现恐惧和担心的情绪，告知被隔离观察并不代表没有人管，而是为了减少交叉感染的概率并获得更好地休养。指导其放松训练、正念冥想的具体操作，并告知其平素进行自我练习。

2. 原有精神疾病者在被隔离后诱发出现症状或呈不稳定状态时，可以通过电话与社区精神卫生防治医生或心理医生保持联系，获得他们的建议和心理支持。同时家属给予倾听、陪伴，引导其规律生活、规律服药。

3. 居家人员营养指导。疫情期间，居家人员往往会出现食欲不振，营养平衡需引起重视。2020年2月12日，在"国务院联防联控机制就教育系统疫情防控工作有关情况发布会"上，中国疾控中心研究员赵文华表示，获得人体健康必需营养素，它可提高人体免疫力，抵抗新型冠状病毒肺炎。

（1）能量要充足。每天摄入谷薯类食物250~400g，包括大米、面粉、杂粮等；保证充足蛋白质，主要摄入优质蛋白质类食物（每天150~200g），如瘦肉、鱼、虾、蛋、奶、大豆等；通过多种烹调植物油增加必需脂肪酸的摄入，特别是含单不饱和脂肪酸的植物油，总脂肪供能比达到膳食总能量的25%~30%。

（2）多吃新鲜蔬菜和水果。蔬菜每天500g以上，水果每天200~350g，多选深色蔬果。

（3）保证充足饮水量。每天1 500~2 000mL以上，多次少量，主要饮白开水、淡茶水或养生茶。有学者提供养生茶的制作方法：西洋参片10g、三七片5g、赤灵芝片15g、黄芪15g、红枣5枚。把药材一齐置于养生壶内，加入清水1 000mL，煎煮40分钟即可，代茶饮。饭前、饭后喝菜汤、鱼汤、鸡汤等也是不错的选择。

（4）坚决杜绝食用野生动物。不吃野生动物，少吃辛辣刺激性食物。

（5）强化营养。食欲较差者、老年人以及慢性病患者，可以通过营养强化食品、特殊医学用途配方食品或营养素补充剂，适量补充蛋白质、维生素A、维生素B、维生素C等营养素。提升免疫力的十佳食物有蘑菇、胡萝卜、蜂蜜、娃娃菜、盖菜、红枣、紫薯、香蕉、葡萄干、魔芋。

（6）居家隔离环境要求。居家隔离者，减少活动范围，最小化隔离开隔离者和家庭成员，通风良好，每天至少开窗通风2~3次，每次通风时间为30分钟，有单独的卫生间和洗浴间。要是条件不允许，家庭其他成员要和隔离者至少保持1m距离，避免亲密接触。全屋物品尽量减少，家具最好是木质、金属材料，以方便消毒（若只有布艺、皮质家具，可铺上一次性塑料布），每天房间、浴室及地面，用消毒液擦拭一遍，消毒液按说明使用，耐热用品用开水煮沸消毒。

（7）居家隔离物品。主要包括：①体温计：早晚测量体温，监测身体情况；②口罩：使用一次性外科口罩；③消毒液：含氯消毒液即可，如84消毒液；④乙醇：75%的乙醇、乙醇喷壶、乙醇棉片等；⑤肥皂或洗手液：普通肥皂、洗手液即可，免洗洗手液要选择含乙醇浓度较高的；⑥纸巾或毛巾：优先选择多层不易透水的纸巾，一次性毛巾或个人专用毛巾也可；⑦专用垃圾袋及带盖子的垃圾箱：用于处理废弃口罩和其他分泌物。

（8）居家隔离期间的健康观察及病情变化判断。每天早、晚各测量1次体温，如果出现疑似症状，不能在家擅自服药，一定要去医院诊治。如与确诊或疑似患者密切接触后，出现了干咳、发烧、胸闷气短、肌肉酸痛的现象，要及时向有关机构汇报，戴好口罩，等待医生前来诊治，去医院后不要在发热门诊做长期逗留，避免交叉感染。

第三节

患者及家属的健康赋能及心理调适

健康教育赋能的目的是激发患者的健康管理主动性，对自我健康负责，我们对患者赋权量表（client empowerment scale，CES）及护士授权赋能行为患者感知量表（patient perceptions of patient-empowering nurse behaviors scale，PPPNBS）进行了汉化修订，并应用其对慢性病患者赋权水平和影响因素进行了调查分析，发现为患者健康赋权能够帮助其重建自我，促进患者参与卫生保健决策和自我管理能力的提高。

一、患者及家属的健康知识指引

（一）对患者的健康教育

1. 加强沟通。主动向患者自我介绍，沟通前和沟通时随时收集患者的一般信息（年龄、文化程度、工作状况、家庭情况等）、健康资料，进行健康评估。

2. 心理护理。患者入院后，医护人员与患者之间进行友好沟通与交流，尊重患者，用宽容、接纳的态度促进医患关系的建立；了解患者所想、所思、所需及饮食和睡眠情况，协助患者与外界亲人沟通，转达信息；不要轻易打断患者的倾诉，患者表现出对自身病情的担忧时，医护人员需要耐心解释，科学地进行宣传教育；与患者沟通时不传递未得到证实的信息，根据患者接受的程度客观如实交代病情和外界的疫情，积极解答患者疑问，使患者做到心中有数，积极鼓励患者配合治疗，尽量使环境适宜患者的治疗；根据患者实际患病情况，调整患者的身心及作息习惯，以阅读、锻炼的方式消除患者的焦虑，帮助患者建立战胜疫情的信心；与患者沟通中要做好患者的信息保密工作。

3. 正确佩戴口罩。确诊病例、疑似病例，均应佩戴医用外科口罩。教会佩戴方法：佩戴口罩前应先洗手，注意检查口罩的密合性，口罩颜色深的一面向外，有鼻夹的一边向上，上下拉开褶皱，包覆住口鼻及下颌，按捏鼻夹，使之紧贴鼻梁，防止侧漏。

4. 正确勤洗手。经手可传播多种疾病，所以洗手是防止传染病传播的有效措施之一。在接触公共设施或物品（如门柄、电梯按钮等）、咳嗽或打喷嚏用手遮挡后、用餐前后、上厕所前后应及时洗手。正确洗手步骤：用流动水将双手淋湿；取适量洗手液（或肥皂）均匀涂抹双手；认真搓洗双手掌、手背、指尖、指夹缝及手腕处，并用流动清水冲洗干净，每次洗手时间不少于20秒；关闭水龙头时，先捧起一些水，冲淋水龙头后，再关闭（如果是感应式水龙头不用做此步骤）；用烘干机、清洁毛巾或纸巾擦干双手。

5. 单间隔离。建议有条件的医院，患者居住在通风良好的单人房间或负压病房，减少与家人的近距离接触。

6. 养成健康的生活方式。

（1）合理膳食：为患者提供全面、均衡营养的膳食，适当食用鱼、肉、蛋、奶、豆类和坚果等食物，多吃新鲜蔬菜和水果，补充维生素与膳食纤维，多喝白开水。对于重症患者，应动态评估患者的营养风险，必要时给予及时的营养支持。

（2）适量运动：对于呼吸道传染病患者实施呼吸康复是有必要的，呼吸康复可以预防各种能导致和（或）加重呼吸系统症状的诱因，改善呼吸系统症状，可增强心肺功能，改善耐力和体能，也可起到调节情绪、减轻压力、舒缓焦虑的作用。

7. 出院后自我健康状况监测及复诊。患者出院时以口头及书面结合的宣传教育形式告知其出院后相关注意事项，复查应根据疫情与患者实际情况，出院后继续进行14天自我健康状况监测，包括每天2次检测体温，观察有无咳嗽、咽痛、胸闷、乏力、呼吸困难、腹泻等症状；在出院后第2周和第4周到医院随访、复诊。在家需继续佩戴口罩，有条件的居住在通风良好的单人房间，家人接触保持1m以上距离，避免近距离密切接触，分餐饮食，做好手卫生，避免外出活动。

（二）对家属的健康知识指引

1. 用正确的方法勤洗手。参见本章"对患者的健康教育"。

2. 做好自我防护。前往公共场所就医（除发热门诊）、乘坐公共交通工具及陪伴患者时，必须戴口罩，做好个人防护。

3. 保持良好的卫生。养成良好的个人卫生习惯，咳嗽或打喷嚏时用纸巾掩住口鼻，勤洗手，不用脏手触摸口、眼、鼻，不随地吐痰，口鼻分泌物用纸巾包好，弃置于有盖垃圾箱内。勤开窗通风，每天早中晚各1次，每次30分钟。家庭成员不共用毛巾，保持家居、餐具清洁，勤晒衣、被。

4. 进行家庭消毒。保持居家表面清洁。居室门把手、遥控器、手机、电话座机、马桶圈、桌面、地面、儿童玩具等都是家人经常共用的物品，每天清洁，如被病菌污染后，使用含氯消毒液擦拭消毒。

5. 健康监测。自觉发热时要主动测量体温，出现发热、干咳、乏力等疑似症状时，应主动、及时就近就医，并尽量避免乘坐地铁、公共汽车等交通工具。

6. 其他参见本章"对居家隔离人员的健康教育"。

二、患者的营养指引

疫情流行期间，患者饮食营养治疗是综合治疗措施中的基础治疗。重症及危重症患者，除给予有效的呼吸、循环支持外，营养支持治疗对于提高患者机体免疫功能，缩短病程，降低死亡率具有重要意义，临床上应根据病情严重程度、胃肠功能和呼吸支持方式及营养代谢状况，制定具体的营养治疗方案。

1. 营养评估。根据患者体格测量〔身高、体重、BMI（身体质量指数）、上臂围、皮褶厚度、腰臀比、握力等〕、膳食状况（食欲近期是否减退，有无胃肠道症状，如腹痛、腹泻、便秘等，以及膳食能量、蛋白质摄入情况）、实验室营养指标（白蛋白、前白蛋白、血红蛋白、电解质等）、胃肠功能指标、肝肾功能指标、血糖等进行综合评价。评估患者的营养状况。

2. 营养治疗根据患者的营养评估及患者的临床分型，制订个性化营养治疗计划。

（1）轻症患者。进行营养知识宣传教育，鼓励进食。①能量：每天能量要充足，摄入谷薯类食物250~400g，其中全谷物和杂豆类50~150g，薯类50~100g；②蛋白质：保证足量蛋白质，主要摄入优质蛋白质类食物（每天150~200g），如瘦肉、鱼、虾、蛋、奶、大豆等，尽量保证每天1个鸡蛋，300g的奶及奶制品；③果蔬：多吃蔬菜和水果，餐餐有蔬菜，每天至少300~500g蔬菜，深色蔬菜应占1/2，保证每天摄入200~350g新鲜水果，果汁不能代替鲜果；④饮水：水是营养素运输的载体和保持内环境稳定所必需，每天饮水量不少于1 500mL；⑤食物种类：每天的膳食应包括谷薯类、蔬菜水果类、畜禽肉蛋奶类、大豆坚果类等食物。

（2）普通患者。进行营养知识宣传教育，鼓励进食，少食多餐。营养目标：能量为25~30kcal/（kg·d）；蛋白质为1.0~1.5g/（kg·d）。食欲正常，消化功能正常者，给予日常膳食，食物推荐量同轻症患者。食欲减退，消化功能减弱的患者，以日常食物为主，少食多餐。疑似膳食摄入不足的患者，由营养医生通过会诊制订营养计划，给予营养制剂（全营养制剂、复合维生素、多种微量元素）口服补充。

（3）重症及危重症患者。对于重症及危重症患者，在生命体征稳定后，应进行包括营养师参与的多学科诊疗，尽早进行营养支持。①营养目标。能量：在营养支持早期或在严重应激状态下，短期内给予允许性低热卡摄入15~20kcal/（kg·d）（1kcal≈4.19kJ）。随着病情好转或应激程度降低逐步增加能量摄入，目标能量供给量为20~30kcal/（kg·d）。蛋白质：1.5~2.0g/（kg·d），优质蛋白质占50%以上。需强化蛋白质供给，增加蛋白质的比例，根据国家卫生健康委员会最新版推荐，按照1.5~2.0g/（kg·d）〔氮0.25~0.33g/（kg·d）〕供给，提高支链氨基酸供给，从而促进蛋白质的合成。当蛋白质摄入不足时，可补充蛋白质制剂（蛋白质粉），需强化蛋白质供给，增加蛋白质的比例，肾功能受损者应适当减少蛋白质供给。②营养供给方式。经口进食：能经口进食者尽量采取经口进食方式，日常膳食营养摄入不足者，经口进食营养制剂（全营养制剂、复合维生素、多种微量元素）。肠内营养：不能经口进食者，可通过置管（鼻胃管/鼻肠管）进行肠内营养支持。肠内营养制剂的配方推荐使用短肽型全营养肠内营养制剂。在出现喂养相关腹泻的情况下，首先考虑改变营养输注方式、输注速度，或改变营养配方，而不是完全停止肠内营养。胃肠外营养：患者不能进行肠内营养的情况下，进行胃肠外营养支持。肠内外联合营养支持：由于胃肠功能严重受损，肠内营养支持不足者，可在肠内营养支持的基础上，进行补充性肠外营养支持。

三、患者的运动指引

长期卧床的患者，容易发生压疮、下肢静脉血栓、体位性低血压、肌肉萎缩、睡眠障碍等并发症，不利于呼吸系统、循环系统乃至全身功能的恢复。因此，患者在隔离治疗期间，除了心理与饮食指导，运动指导亦显得尤为重要。根据患者心肺功能及活动能力评定，进行不同训练强度的运动指引。

（一）轻症患者

疑似患者或临床分型为轻症的新型冠状病毒肺炎患者，由于症状轻微，其运动类型的选择以有氧代谢运动为主，选择全身性的、有节奏的、容易放松的项目，如练功、太极拳、医疗体操、步行、有氧舞蹈等。也可以通过以下治疗方法进行适当活动。

1. 能量节省技术。

（1）通过教育视频和小册子学习能量节省技术。

（2）清洁气道时可采用呵气的方法帮助排痰，以避免用力咳嗽，咳痰时应用密闭的塑料袋遮挡，避免造成气溶胶播散。

2. 室内适量活动。

（1）在隔离室内以尽量独立的日常生活活动来保持运动功能，分成小段进行，以利于自我观察，每天活动时间争取累计在1小时左右，避免疲劳。

（2）无法站立的患者，可选择坐位、半卧位、卧位，在教育视频和小册子指导下，进行四肢及躯干的活动。

（3）轻症患者的病情存在加重的风险，活动强度不宜过大。

（二）普通稳定期或恢复期患者

稳定期或恢复期患者，由于具有一定的体能，机体能够承受适当的活动，该类患者可在室内进行如下操作，以减少其长期卧床所带来的并发症，有利于肺炎的恢复，也有助于调整患者的身心状态。

1. 体位管理。

（1）为减轻平卧位体位对肺通气和灌注的不利影响，推荐非睡眠时间内可多采取靠坐位休息，如床头抬高60°。

（2）坐位或站立位时身体前倾，有助于膈肌活动，可降低呼吸做功和增加肺容量。

（3）如有痰液潴留的问题，建议针对受累肺叶行体位引流（如疾病累及单侧肺时，健侧肺在下）。

（4）适当的体位有助于优化动脉血的氧合、肺通气与血流灌注比值（V/Q比）。

2. 气道清洁。

（1）清洁气道时可采用深吸气阶段扩张的方法帮助排痰，以避免用力咳嗽，咳痰时应用密闭的塑料袋遮挡，避免造成病毒传播。

（2）避免使用震动排痰机震动排痰，以免造成血氧饱和度下降和心律失常的风险。

3. 呼吸控制训练。

（1）体位。对出现呼吸困难卧床患者可采取靠坐位休息，如床头抬高60°，膝关节下垫一个枕头，保证膝关节屈曲，并略微高于髋关节的位置进行。可下床活动的患者直接取坐位进行。

（2）动作。放松肩、颈部辅助吸气肌，上肢进行支撑，经鼻缓慢吸气，经口缓慢呼气的胸部扩张呼吸训练。

4. 活动及运动。

（1）具备自主活动能力的患者，可在隔离病房内尽量以独立日常生活活动来保持运动功能。确定病情稳定时，也可设计坐起、起立、伸腰、抬腿、迈步等动作，分成小段进行以利于自我观察，每天活动时间争取累计在1小时左右，量力而行，避免疲劳。所有活动应尽量在原地进行，避免患者在病房内的流动。

（2）无法站立的患者，可选择坐位、半卧位或卧位，在医护人员指导下参照教育视频和小册子进行握拳、举臂、踝泵、足跟后滑、抬腿、股四头肌及臀肌等长收缩等活动。

（三）重症和危重症患者

对于重症和危重症患者，呼吸康复治疗需在临床治疗团队共同讨论后指导患者变换体位，患者在进行活动时需要保证给予充足的氧气，任何造成患者与呼吸机断离的呼吸康复治疗技术均应避免。

● 仰卧位（或半卧位）训练。

（1）第一组：平静呼吸训练。

目的：放松肩部、颈部肌肉，保持呼吸、心率舒缓。

方法：保持仰卧位或半卧位，全身放松，自然呼吸。注意力放在呼吸上。经鼻缓慢吸气，经口缓慢呼气。一手放置于胸前，另一手放置于腹部，感受呼吸时胸廓和腹部均匀的起伏。逐步调整吸气和呼气的时长比例为1:2（如吸气2秒，呼气4秒），6次1组，共1组，结束后休息15秒。

（2）第二组：腹式呼吸训练。

目的：增加呼吸通气量，增加膈肌活动度。

方法：保持放松卧位或半卧位，双手十指交叉、掌心向下放于肚脐上方，使手感受到呼吸的起伏。经鼻缓缓吸气，吸气时保持肩部和胸廓的放松，仅腹部随着吸气而隆起，经口（缩唇、小口）缓慢呼气，腹部随之下沉。吸气和呼气的比例为1:2（如吸气2~3秒，呼气4~6秒），6次1组，共1组，结束后休息15秒。

（3）第三组：上肢主动运动（A类）。

目的：维持上肢和肩的活动，促进胸廓相关肌肉活动。

方法：①双上肢前上举。保持放松卧位或半卧位，双臂从身体两侧向前上方缓慢举起（吸气），然后缓慢放下到身体两侧（呼气）。6次1组，共1组，结束后休息15秒。②双上肢侧上举。双臂从身体两侧向侧上方缓慢举起（吸气），然后缓慢放下到身体两侧（呼气），6次1组，共1组，结束后休息15秒。

（4）第四组：下肢主动运动。

目的：维持下肢和髋的活动，促进下肢循环，防止压疮和下肢静脉血栓。

方法：①踝泵运动。保持放松仰卧位或半卧位，双下肢放松伸展，缓缓勾起脚尖（即踝背伸），尽力使脚尖朝向自己头部，至最大程度后保持5~10秒，然后脚尖缓缓下压（即踝跖屈），至最大程度保持5~10秒，放松。6次1组，共1组，结束后休息15秒。②非负重直腿抬高训练。膝关节尽量伸直，股四头肌收紧，踝关节尽量背伸，缓慢抬起单个下肢，到最高处保持5~10秒，然后缓缓放下。换另一条腿重复同样动作。左右交替算1次，6次1组，共1组，结束后休息15秒。

● 坐位（或半卧位）训练。

（5）第五组：上肢主动运动（B类）。

目的：维持上肢和肩的活动，促进胸廓相关肌肉活动。

方法：①保持放松坐位或半卧位，双臂从身体两侧向前上方缓慢外展（似张开怀抱状，吸气），然后缓慢合拢至双手击掌（呼气）。6次1组，共1组，结束后休息15秒。②双臂从身体两侧向前伸直，十指交叉，双手在身体前方顺时针和逆时针交替画圆。交替为1次，6次1组，共1组，结束后休息15秒。

（6）第六组：六字诀之呼（hu）字诀、呬（si）字诀。

目的：提升呼吸功能，减轻焦虑情绪。

方法：①呼（hu）字诀。保持放松坐位或半卧位，双手掌打开，十指相对向内置于腹前，先吸气，然后呼气时两掌向外撑，到两臂呈圆形，同时口中发"呼（hu）"音，可持续5~8秒。一吸一呼为1次，6次1组，共1组，结束后休息15秒。②呬（si）字诀。双手掌打开，掌心向上，十指相对置于腹前。两掌缓缓上托至胸前，吸气时两肘下落，夹肋，两手顺势立掌于肩前，掌心相对，指尖向上。两肩胛骨向脊柱骨靠拢，展肩扩胸，藏头（头后仰）缩项，目视上方。呼气时两手掌向前平推，逐渐转成掌心向前亮掌，目视前方，同时口中发"呬（si）"音，可持续5~8秒。在呼气末端，两掌旋腕转至掌心向内，缓缓收至胸前。此为1次，6次1组，共1组，结束后休息15秒。

无论临床分型如何，患者在运动时都应严格遵循"安全第一"的原则。存在跌倒风险的患者不宜训练，而经评估后适宜进行运动的患者初次训练时要有医护人员监督，以关注患者运动前后的主观感受（疲劳度）及心率、血压、血氧饱和度等生命指征的变化。患者可选择适合自身的部分动作灵活实践，运动过程中有任何不适（如诱发咳嗽、胸闷、头痛、头晕、关节疼痛等）均应及时终止所有活动，并进行严密观察和及时处理。

四、患者及家属心理调适

对关乎生命健康的重大疫情，人们会本能地产生焦虑和恐慌等情绪，给身心带来巨大的压力。对于不幸罹患传染性疾病的患者，除了承担疾病本身所带来的躯体不适，也可能因疾病的发展或转归而呈现出不同程度的心理反应。而作为被确诊患者的家属，其承担着双重身份：患者家属及隐性感染者，对于该人群而言，其心理活动更为复杂。研究表明心理状态会影响机体免疫细胞的生成与疾病的康复，这表明面对疫情不仅需要医务人员的专业诊治，更需要患者及其家属自身得当的心理调适。

（一）患者

1. 治疗初期。确诊患者在隔离治疗初期，心理上不可避免会出现恐惧、焦虑、抑郁等情绪反应，甚至会表现出麻木、否认、愤怒、失望、抱怨、失眠或攻击等心理反应。

2. 治疗中期。随着隔离治疗的进行，孤独、无助、压抑、恐慌、委屈也可能相继出现，而被他人疏远、躲避的压力及羞耻感可能导致患者不配合、放弃治疗，或出现对治疗的过度乐观和期望值过高等心理过程。

3. 疾病进展时期。当病情严重时，发生呼吸窘迫、极度不安、表达困难的患者，可能会出现濒死感、恐慌甚至绝望等负面情绪。

4. 应对措施。对于确诊患者而言，患病本身便是一个急性应激事件，其心理健康问题的调适，对于患者疾病的治疗与康复都是必不可少的。对神志清醒的患者，须进行心理关怀和人文关怀，使用正念减压等心理技术，来缓解患者的焦虑和恐慌。

（1）当被确诊为疫情病患时，正视隔离是对自己及家属有益的举措，顺其自然，积极面对，尽快适应隔离期的治疗。要树立起战胜病魔的强大信念，与医务人员合理沟通，合理表达自己的诉求，积极配合治疗。

（2）诊疗期间，觉察、识别并尝试接纳自己出现正常应激反应的负面情绪，对于突如其来的未知感到焦虑、恐惧、愤怒与无助等，都是正常的情绪反应，无须过于自责，保持积极乐观的心态，允许自己适度脆弱，合理地宣泄负性情绪。

（3）避免反复询问或讲述负面的事情，通过官方正规途径了解疫情真实可靠的信息及知识，冷静鉴别，避免恐慌蔓延，减少心理负担。细心留意生活中可能感染和传播的风险，做好隔离、消毒防护。

（4）焦虑的时候尝试转移注意力，如适量的运动、听音乐、阅读、聊天、冥想等充实自己的生活。

（5）内心与外界保持联络，寻求应对压力的社会支持。可以与亲朋好友、同事等通过网络交流，倾诉感受，获得支持与鼓励，汲取温暖与力量，增强战胜疾病的信心。

（6）如果焦虑、抑郁、失眠等情况难以自我调节，鼓励向专业人员或心理危机干预热线求助，心理医生或心理咨询师可以用更多专业方法来解决这些问题。

（二）家属

1. 主要表现。作为感染者的家属，可能会出现躲避、焦虑不安等负面情绪；同时，由于疫情传播途径的影响，家属本身也可能是隐性感染者，从而出现恐慌与未知、矛盾与无措的心理反应。

2. 应对措施。当得知自己的家人患病后，家属首先要克服自身的恐惧、惊慌等情绪，避免将负面情绪带给患者进而影响患者的治疗。同时采取如下措施进行自我的行为与心理调适，保证身心愉悦，提高机体免疫力。

（1）减少关注频率，减少因信息过载引发的心理负担。当家人患病时，我们应尽量减少外界干扰，家庭成员之间不过分谈论疫情，不传播虚假信息，防止谣言误导，避免加剧负面情绪，造成情绪不必要的起伏、波动。

（2）充分利用居家隔离期做规划并执行。居家隔离期间，做到每天测量体温4次并记录，勤洗手、勤消毒，避免与家庭其他成员之间的亲密接触，做好防护工作，尽可能保持以往的作息习惯。

（3）正确对待身体不适。如出现失眠或躯体不适，可先尝试用相关的放松训练自我调节，如听音乐、运动、阅读、深呼吸等。如症状反复可在线上询问医护人员相关情况，或前往指定医疗机构及早就医。

（4）处理负性情绪。如果已经体验到了负面情绪，不妨尝试以下方式：①积极自我对话，有助于提升自信，克服艰难。允许自己表达负面的情绪，可以这样告诉自己，"虽然事情令人恐慌，但我相信能够照顾好自己""这次假期没法出行了，但给我与自我内在相处提供了一个机会""这是个令人沮丧的时刻，但这不是最困难的时刻，我有办法适应这个情况"。②运动适度，运动有助于提高身体免疫力，缓解紧张的情绪，有助于改善疫情时期的焦虑与无力感。③正向思维，面对突如其来的疫情，给予自我肯定。回忆总结自己面对危机时的正确应对措施，看到自己的力量与能力。正确认识疾病、保持良好心态有利于自身的身心健康。

（5）如果负面情绪难以自我调节，鼓励患者家属向专业人员或心理危机干预热线求助，心理医生或心理咨询师可以用更多专业方法来解决这些问题。

（周春兰　何彦芳）

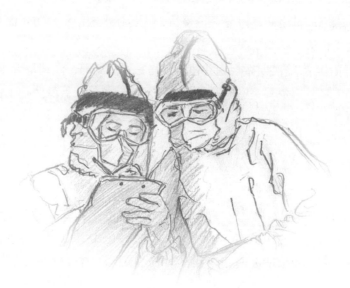

参 考 文 献

陈涛，2009．标准化的应急指挥体系与专业化的应急队伍——从伊利诺伊州看美国应急指挥体系和培训情况［J］．中国应急管理（02）：49-52．

陈颖健，2001．公共卫生问题的全球治理机制研究［J］．国际问题研究（05）：52-58，69．

崔英雪，（2016-06-30）［2020-02-23］．基于全球治理理论的公共危机管理国际协作机制研究［D/OL］．石家庄：河北师范大学（10）：50．http：//www.nhc.gov.cn/yzygj/s7659/2020 01/6b7bc23a44624ab2846b127d146be758.shtml．

程凤琴，赵兰花，兰芳，等，2016．俯卧位通气在老年重症肺炎合并呼吸衰竭中的应用［J］．当代护士（中旬刊）（10）：20-22．

陈亚丽，张淑利，张增梅，等，2020．新型冠状病毒肺炎患者急诊手术手术室管理策略与建议［J］．西安交通大学学报（医学版），4（02）：256．

范婧慧，蔡忠香，杨欣，等，2020［2020-02-25］．应对新型冠状病毒感染肺炎的护理人力资源管理模式的探讨［J/OL］．中国呼吸与危重监护杂志，19（2）：1-3．

付强，张秀月，李诗文，2020．新型冠状病毒感染医务人员职业暴露风险管理策略［J］．中华医院感染学杂志（06）：1-5．

广东省应急管理厅，（2018-01-08）［2020-02-22］．英国应急管理体系简介［EB/OL］．http：//yjgl.gd.gov.cn．

广东省卫生健康委员会，（2020-02-25）［2020-03-01］．广东省卫生健康委员会办公室关于建立医院感控督导员制度的通知［A/OL］．http：//wsjkw.gd.gov.cn．

广东省卫生健康委员会，（2020-01-26）［2020-01-28］．关于进一步做好发热门诊感染防控及医务人员防护工作的通知（粤卫医函〔2020〕2号）［EB/OL］．http：//wsjkw.gd.gov.cn/gkmlpt/content/2/2879/post_2879288.html．

广州市卫生健康委员会，（2020-02-17）［2020-02-19］．广州市民防控新冠肺炎健康指引［EB/OL］．https：//mp.weixin.qq.com/s/2hazpv2IQTIVFUfKdDh1UA．

广东省疾病预防控制中心，2020．新型冠状病毒感染防护［M］．广州：广东科技出版社．

国家卫生健康委员会，国家中医药管理局，（2020-02-18）［2020-02-22］．新型冠状病毒感染的肺炎诊疗方案（试行第六版）［EB/OL］．http：//www.nhc.gov.cn/yzygj/s7653p/202002/
8334a8326dd94d329df351d7da8aefc2.shtml.

国家卫生健康委员会，国家中医药管理局，（2020-02-19）［2020-03-09］．新型冠状
病毒肺炎重型、危重型病例诊疗方案（试行第二版）［EB/OL］．https：//mp.weixin.
qq.com/s/LrCsxL1EoRdyOKlcwKfybg.

国家卫生健康委员会办公厅，（2020-02-21）［2020-03-09］．关于印发新冠肺炎疫情期间
医务人员防护技术指南（试行）的通知（国卫办医函〔2020〕155号）［EB/OL］．http：
//www.henanyz.com/index.gl?op=1&id=20022409524609821.

国家卫生健康委员会办公厅，（2020-01-22）［2020-03-09］．国家卫生健康委员会
办公厅关于印发医疗机构内新型冠状病毒感染预防与控制技术指南（第一版）的通知
（国卫办医函〔2020〕65号）［EB/OL］．http：//www.gov.cn/zhengce/zhengceku/2020-
01/23/content_5471857.htm.

国家卫生健康委员会办公厅，国家中医药管理局办公室，（2020-02-18）［2020-02-20］．
关于印发新型冠状病毒肺炎诊疗方案（试行第六版）的通知（国卫办医函〔2020〕145号）
［EB/OL］．http：//www.gov.cn/zhengce/zhengceku/2020-02/19/content_5480948.htm.

国家卫生健康委员会，（2020-02-15）［2020-03-09］．关于贯彻落实改善一线医务人
员工作条件切实关心医务人员身心健康若干措施的通知［EB/OL］．http：//www.gov.
cn/zhengce/zhengceku/2020-02/16/content_5479628.htm.

国家卫生健康委员会疾病预防控制局，2019．应对新型冠状病毒肺炎疫情心理调适指南
［M］．北京：人民卫生出版社：3-7，13-15.

胡名玺，2014．国内外转运埃博拉患者的负压隔离装备研究新进展［J］．医疗卫生装备
（10）：150-150.

胡志杰，金美华，叶志坚，等，2017．循证护理对传染病患者院内外转运中的防护效果分析
［J］．抗感染药学（03）：95-97.

胡登科，刘晓海，朱勇，等，2015．院前病情评估表对突发公共卫生事件急救患者分诊的指导
意义［J］．中国中西医结合急救杂志（04）：428-429.

胡祎，2003．发热隔离病房的护理管理［J］．解放军护理杂志（09）：37-38.

蒋燕，刘素珍，王颖，2020［2020-02-28］．新冠肺炎防控医院护理指南［M/OL］．四川：
四川科学技术出版社：2．http：//www.wchscu.cn/comprehensive/50788.html.

蒋乃军，2018．空气传播的传染病负压隔离病房设计要点［J］．洁净与空调技术（04）：

49–50.

疾病控制和预防中心，国家新兴和动物传染病中心（NCEZID），保健质量促进司（DHQP），
（2019-2-25）［2020-03-25］．美国CDC个人防护用品穿脱流程［EB/OL］．https：//www.
cdc.gov/vhf/ebola/hcp/ppe-training/n95respirator_gown/donning_01.html.

李智勇，孟柳燕，2020．口腔诊疗中新型冠状病毒感染的防控［J］．中华口腔医学杂志，55
（04）：217-222.

李立明，汪华，梁晓峰，2020．关于疾病预防控制体系现代化建设的思考与建议［J］．中华
流行病学杂志（4）：453-460.

李飞妮，2015．9例传染病疫情防控期间留观患者院前转运工作的体会［J］．中国医药指南
（34）：42-43.

李肖肖，路海云，李燕如，等，（2020-02-13）［2020-02-25］．基层非定点救治医院门急
诊应对新型冠状病毒肺炎疫情的防控策略［J/OL］．护理管理杂志，20（2）：1-3．http：//
kns.cnki.net/kcms/detail/11.4716.c.20200212.1425.002.html.

李幼东，芦红燕，张素辉，等，2008．突发公共卫生事件对当事人心理健康状况的影响
［J］．河北医科大学学报，29（1）：83-85.

李双磊，吴远斌，龚志云，等，2019．心脏骤停患者心肺复苏后神经系统的维护［J］．中国
体外循环杂志，17（4）：249-251.

李乐之，路潜，2017．外科护理学［M］．6版．北京：人民卫生出版社．

李常兴，沈静，菊艳，等，2020．新型冠状病毒肺炎疫情防控过程中常见皮肤问题的处理与预
防［J］．南方医科大学学报，4（03）：168-170.

李新营，王琦，何跃明，等，2020．新型冠状病毒肺炎患者围手术期处理及防护的认识与思考
［J］．中国普通外科杂志，29（2）：142-146.

凌继红，于会洋，李猛，等，2014．气流组织对负压隔离病房排污效率的影响［J］．天津大
学学报（自然科学与工程技术版），47（2）：174-179.

刘海容，曹敏，蒋海兰，2010．发热门诊人员配置管理［J］．中国全科医学（S1）：138-
139.

刘金丽，2014．转运1 229例传染病患者的职业防护［J］．中国急救复苏与灾害医学杂志，9
（10）：959-960.

刘小琴，雷铖，江畅，等，2020［2020-02-25］．急诊科新型冠状病毒肺炎疫情防控工作的
组织与管理［J/OL］．护理研究，34（5）：1-3．http：//kns.cnki.net/kcms/detail/14.1272.

r.20200221.1609.002.html.

刘晓丹，刘莉，陆云飞，等，2020．新型冠状病毒肺炎患者功能恢复的中西医结合康复训练指导建议［J］．上海中医药杂志，54（03）：9-13．

刘丽香，陈梦霞，黎轶丽，等，2020．新型冠状病毒肺炎疫情下肿瘤患者居家防护和饮食指南［J］．现代肿瘤医学，28（07）：1234-1236．

刘丁，2020．新型冠状病毒肺炎疫情期间医院感染管理工作的思考［J］．重庆医学，49（6）：1-7．

马弘，2020．应对新型冠状病毒肺炎疫情社区服务心理支持技巧50问［M］．北京：北京大学医学出版社：17-33．

南方医科大学南方医院精神心理科，（2020-02-10）［2020-02-12］．"新型冠状病毒肺炎"防控时期心理干预手册［EB/OL］．https：//mp.weixin.qq.com/s/u5jEXbDL_4CNKSBXJEv7Dw．

彭刚艺，陈伟菊，2011．护理管理工作规范［M］．4版．广州：广东科技出版社：3．

皮红英，张晓莉，刘宗琼，等，2003．医院普通病区发现疑似SARS病人后的应急处理［J］．护理管理杂志，3（4）：24-25．

邱雁，2019［2020-02-022］．分析医院突发公共卫生事件应急管理现状及对策［J/OL］．全科口腔医学杂志（电子版），6（36）：12．http：//www.wanfangdata.com.cn/details/detail.do?_type=perio&id=qkkqyxdzzz201936009．

清华大学公共管理学院危机管理课题组，2003．国外公共卫生突发事件应对体系［J］．医院管理论坛，20（8）：59-60．

萨百艳，黄淑敏，2010．应对突发公共卫生事件的护理管理［J］．中华现代护理管理杂志（23）：2813-2814．

税章林，苟悦，袁璐，等，2020［2020-02-28］．突发急性传染病的门诊防控策略初探［J/OL］．中国医院管理，40（3）：27-29．https：//kns.cnki.net/KCMS/detail/detail.aspx?dbcode=CJFQ&dbname=CJFDAUTODAY&filename=YYGL202003013&v=MzEONDcOSE5ITXJJOUVaNFI4ZVgxTHV4WVM3RGgxVDNxVHJXTTFGckNVUjdxZlkrUnVGeURnVUw3TFBEVE1Zckc=．

苏莉，韦波，2005．突发公共卫生事件下的群体心理反应与干预［J］．中国行为医学科学，14（12）：1139-1141．

田琳，祝伟秀，李莉，等，2016．发热门诊标准化分诊流程的建立及应用［J］．中华医院感染学杂志，26（24）：5737-5739．

国家卫生健康委员会办公厅，2020〔2020-02-03〕．国家卫生健康委员会办公厅关于加强重点地区重点医院发热门诊管理及医疗机构内感染防控工作的通知（国卫办医函〔2020〕102号）〔EB/OL〕．http://www.gov.cn/zhengce/zhengceku/2020-02/04/content_5474597.html．

卫芳芳，许雅兰，2017．重症监护室压力性损伤防治护理新进展〔J〕．基层医学论坛，6（21）：2410-2411．

韦彩云，汤卓，韦柳迎，等，2009．甲型H1N1流感隔离病房的建设和管理〔J〕．内科，4（6）：842-843．

王琛，王旋，2020．新型冠状病毒感染的流行、医院感染及心理预防〔J〕．全科护理，18（03）：309-310．

王丽华，2003．SARS病人急救转运与职业防护的管理措施〔J〕．中华护理杂志，38（6）：417．

王莎莎，刘运喜，秘玉清，等，2018．中国近13年医院感染暴发事件流行特征分析〔J〕．中华医院感染学杂志，28（18）：2786-2788，2792．

王运平，张琼，2013．加强急诊患者医院感染的预防控制措施〔J〕．中华医院感染学杂志，23（19）：4837．

王天龙，2020．新型冠状病毒肺炎患者的麻醉管理与感染控制的思考〔J〕．北京医学，42（3）：282-283．

吴安华，黄勋，李春辉，等，2020．医疗机构新型冠状病毒肺炎防控中的若干问题〔J〕．中国感染控制杂志，19（02）：1-6．

魏秋华，任哲，2020〔2020-02-20〕．2019新型冠状病毒感染的肺炎疫源地消毒措施〔J/OL〕．中国消毒学杂志（01）：1-4．http://kns.cnki.net/kcms/detail/11.2672.R.20200129.1824.002.html．

谢国林，2019．俯卧位通气治疗重度ARDS40例临床效果分析〔J〕．首都食品与医药（11）：40-41．

许金美，刘学英，丁美华，等，2016．隔离病房感染控制目视管理实践与成效分析〔J〕．护理学报，32（7）：26-28．

姚宏武，索继江，杜明梅，等，2020〔2020-02-25〕．新型冠状病毒肺炎流行期间医院感染防控难点与对策〔J/OL〕．中华医院感染学杂志（06）：1-5．http://kns.cnki.net/kcms/detail/11.3456.r.20200219.0907.004.html．

叶虹，董宁，2013．院前急救医护人员传染病的职业防护〔J〕．护理实践与研究，10

（17）：119-121.

袁月，陈竹，杨兴龙，等，2020［2020-02-25］．新型冠状病毒肺炎定点收治医疗机构医院感染预防与控制措施［J/OL］．中华医院感染学杂志，30（6）：1-4. http：//kns.cnki.net/kcms/detail/11.3456.R.20200221.1858.006.html.

余霞，邓海艳，龙深海，2019．优化急救护理流程在心肺复苏患者抢救中的应用［J］．齐鲁护理杂志，25（23）：83-85.

中华人民共和国国家卫生健康委员会，（2003-05-09）［2020-02-20］．中华人民共和国国务院令（第376号）——突发公共卫生事件应急条例［EB/OL］．http：//www.nhc.gov.cn/wjw.

中华人民共和国卫生部，2009［2020-03-09］．医院隔离技术规范：WS/T311—2009［S/OL］．中华人民共和国卫生部：1612-1616. http：//www.nhc.gov.cn/wjw/s9496/200904/40116.html.

中华人民共和国卫生部，2012［2020-03-09］．医院空气净化管理规范：WS/T368—2012［S/OL］中华人民共和国卫生部：1-8. http：//www.nhc.gov.cn/wjw/s9496/201204/54511.shtml.

中华人民共和国国家卫生和计划生育委员会，2016［2020-03-09］．医疗机构环境表面清洁与消毒管理规范：WS/T 512—2016［S/OL］．中华人民共和国国家卫生和计划生育委员会：388-392. http：//www.nhc.gov.cn/ewebeditor/uploadfile/2017/01/20170105092341798.pdf

中国国家标准化管理委员会（2017-1-6）［2017-12-29］．医院负压隔离病房环境控制要求：GB/T35428—2017［S/OL］．中华人民共和国国家质量监督检验检疫总局，中国国家标准化管理委员会：1-6. https：//www.sific.com.cn/InsidePage/1000/48/7437.html.

《中华传染病杂志》编辑委员会，2017［2020-03-09］．发热待查诊治专家共识［J/OL］．中华传染病杂志，35（11）：641-655. http：//kns.cnki.net/kcms/detail/51.1631.R.20200220.1040.002.html.

中华人民共和国卫生部，2013．中华人民共和国国家标准：医院洁净手术部建筑技术规范：GB50333—2013［S］．北京：中国建筑工业出版社：14-15.

中华人民共和国国家卫生健康委员会，（2020-01-28）［2020-03-09］．关于做好新型冠状病毒感染的肺炎疫情期间医疗机构医疗废物管理工作的通知（国卫办医函〔2020〕81号）［S/OL］中华人民共和国国家卫生健康委员会：1. http：//www.nhc.gov.cn/yzygj/s7659/202001/6b7bc23a44624ab2846b127d146be758.shtml.

中华人民共和国国家卫生健康委员会，（2020-02-18）［2020-03-09］．消毒剂使用指南（国卫办监督函〔2020〕147号）〔EB/OL〕http：//www.nhc.gov.cn/xcs/zheng cwj/2020/6989le8186d14 1a08c4516a18e21ac2shel.

中华人民共和国国家卫生健康委员会，（2020-02-21）〔2020-03-09〕．新型冠状病毒肺炎 防控方案（第五版）（国卫办疾控函〔2020〕156号）〔S/OL〕．中华人民共和国国家卫生 健康委员会：45-57．http：//www.nhc.gov.cn/xcs/zhengcwj/202002/a5d6f7b8c48c451c87dba1488 9b30147.shtml.

中华人民共和国国家质量监督检验检疫总局，中国国家标准化管理委员会，（2015-06-02） 〔2020-02-25〕．疫源地消毒总则：GB19193—2015〔S/OL〕．中华人民共和国国家质量监 督检验检疫总局：19．http：//www.nhc.gov.cn/wjw/s9488/201507/d69be0f22bf24f2880d26974ec0 111a7.shtml.

李六亿，巩玉秀，郭燕江，2012．"医疗机构消毒技术规范"颁布的背景、意义及主要内 容与特点〔J〕．中国护理管理，12（7）：7-9．

中华人民共和国国家卫生和计划生育委员会，（2016-12-27）〔2020-02-21〕．医疗机构环 境表面清洁与消毒管理规范：WS/T 512—2016〔S/OL〕．中华人民共和国国家卫生和计划 生育委员会：388-392．http：//www.nhc.gov.cn/wjw/s9496/201701/0a2cf2f4e7d749aa920a907a56 ed6890.shtml.

中国医师协会，（2020-02-22）〔2020-02-29〕．新型冠状病毒感控背景下心血管急危重症 ECMO使用的中国专家共识〔EB/OL〕．http：//www.365heart.com/show/510206.shtml.

中华医学会，2016．重症医学〔M〕．北京：人民卫生出版社：78．

中华医学会肠外肠内营养学分会（CSPEN），（2020-02-10）〔2020-02-14〕．对防治新型 冠状病毒感染一线工作者的饮食营养建议〔EB/OL〕．https：//www.cma.org.cn/art/2020/2/10/ art_2928_32522.html.

中华人民共和国国家卫生健康委员会，（2020-02-07）〔2020-02-10〕．关于全力做好一线 医务人员及其家属保障工作的通知〔EB/OL〕．http：//www.nhc.gov.cn/renshi/s7746/202002/d9 19a2a8313144b399065e6eb825e9b1.shtml.

中国保健协会，（2020-02-04）〔2020-02-06〕．关于防控新型冠状病毒肺炎的保健建议 〔EB/OL〕．http：//www.chc.org.cn/news/detail.php?id=118278.

中华人民共和国国家卫生健康委员会疾病预防控制局，（2020-01-26）〔2020-02-02〕．关 于印发新型冠状病毒感染的肺炎疫情紧急心理危机干预指导原则的通知〔EB/OL〕．http： //www.gov.cn/zhengce/zhengceku/2020-01/27/content_5472433.htm.

中国疾病预防控制中心，2020．新型冠状病毒感染的肺炎公众防护指南［M］．北京：人民卫生出版社：21-26.

中国营养协会，2016．中国居民膳食指南2016［M］．北京：人民卫生出版社：2-23.

赵子丽，2019．中国应急管理的新要求和新发展［J］．人民论坛，619（02）：60-61.

郑一宁，付凤齐，2009．加强突发事件培训提高护士应对能力［J］．中国护理管理，9（8）：67-68.

郑谋勇，2018．院前急救转运的风险因素与管理策略［J］．中医药管理杂志，26（4）：19-21.

郑旭磊，赵相欣，周艳，等，2019．人性关怀对焦虑症患者的护理干预效果研究［J］．黑龙江科学，10（24）：80-81.

周宏珍，宋慧娟，2013．护士长工作手册［M］．北京：军事医学科学出版社：8.

周贵，罗江磋，王慧玲，等，2020．成都西部医联体医院感染防控体系构建现状调查［J］．中华医院感染学杂志（02）：254-258.

周春兰，汪思祺，王艳芳，等，2018．基于授权赋能理论的慢性病患者积极度研究［J］．中华医院管理杂志，34（8）：677-681.

周小东，2020［2020-02-20］．新型冠状病毒肺炎患者焦虑恐惧心理的防治措施［J/OL］．解放军医药杂志，32（02）：1-3. http：//kns.cnki.net/kcms/detail/13.1406.r.20200217.1832.004.html.

周旺，王强，胡克，2020．新型冠状病毒预防手册［M］．武汉：湖北科学技术出版社：52-57.

张嫣郎，杜莹，2019．肠道门诊患者手卫生依从性干预策略［J］．中国现代医药杂志，21（08）：100-102.

张晔，2015．综合性医院应对突发公共卫生事件应急管理现状及对策研究［D］．保定：河北大学.

张流波，徐燕，2017．现代消毒学进展：第二卷［M］．北京：人民卫生出版社：278-285.

张丹，余媛，陈军华，等，2020［2020-02-03］．大型综合医院发热门诊新型冠状病毒感染预检分诊管理实践［J/OL］．护理研究，34（4）：1-2. http：//kns.cnki.net/kcms/detail/14.1272.R.20200203.1437.004.html.

张静，冯秀兰，陈爱琴，等，2020．疑似和确诊新冠肺炎患者复用医疗用具的处理意见［J］．现代医院（02）：1-4.

BLUM J M, LYNCH W R, COOPERSMITH C M, 2015. Clinical and billing review of extracorporeal membrane oxygenation［J］. Chest, 147（6）：1697-1703.

HUANG C C, WANG Y M, LI X W, et al, 2020. Clinical features of patients infected with 2019 novel coronavirus in Wuhan［J］. Lancet，395（10223）：497-506.

JIN Y H, CAI L, CHENG Z S, et al, 2020. A rapid advice guideline for the diagnosis and treatment of 2019 novel coronavirus（2019-nCoV）infected pneumonia（standard version）［J］. Military Medical Research, 7（1）：4.

NICKELL L A, CRIGHTON E J, TRACY C S, et al, 2004. Psychosocial effects of SARS on hospital staff：survey of a large tertiary care institution［J］. CMAJ：Canadian Medical Association journal = journal de l'Association medicale canadienne, 170（5）：793-798.

SCHWARTZ D A, GRAHAM A L, 2020. Potential Maternal and Infant Outcomes from（Wuhan）Coronavirus 2019-nCoV Infecting Pregnant Women：Lessons from SARS, MERS, and Other Human Coronavirus Infections［J］. Viruses, 12（2）：194.

STEIN R A, 2020. The 2019 Coronavirus：Learning Curves, Lessons, and the Weakest Link［J］. Int J Clin Pract, 74（4）：e13488.

TAO K X, ZHANG B X, ZHANG P, et al, 2020. Recommendations for general surgery clinical practice in novel coronavirus pneumonia situation［J］. Zhong Hua Wai Ke Za Zhi（Chinese journal of surgery）, 58（58）：E001.

THOMPSON R N, 2020. Novel Coronavirus Outbreak in Wuhan, China, 2020：Intense Surveillance Is Vital for Preventing Sustained Transmission in New Locations［J］. J Clin Med, 9（2）：498-504.

WORLD HEALTH ORGANIZATION（2014-04-24）［2020-03-25］. Home care for patients with suspected novel coronavirus（nCoV）infection presenting with mild symptoms and management of contacts. Interim guidance［EB/OL］. https：//www.who.int/publications-detail/home-care-for-patients-with-suspected-novel-coronavirus-（ncov）-infection-presenting-with-mild-symptoms-and-management-of-contacts.

WORLD HEALTH ORGANIZATION,（2014-04-24）［2020-03-25］. Infection prevention and control of epidemic-and pandemic-prone acute respiratory infections in health care［EB/OL］. https：//apps.who.int/iris/handle/10665/112656.

ZHOU C L, JI X, TAN J, et al, 2016. Psychometric properties of the Chinese version of the Client

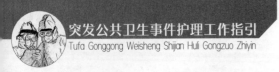
Empowerment Scale in chronic patients［J］. Springer Plus，5（1）：1636.

ZHOU C L，WANG S Q，WANG Y F，et al，2018. A Chinese version of the Patient Perceptions of Patient-Empowering Nurse Behaviours Scale：reliability and validity assessment in chronically ill patients［J］. Journal of clinical nursing，28（3-4）：444-457.

ZHOU C L，WU Y N，AN S L，et al，2015. Effect of Expressive Writing Intervention on Health Outcomes in Breast Cancer Patients：A Systematic Review and Meta-Analysis of Randomized Controlled Trials［J］. Plos one，10（7）：e0131802.

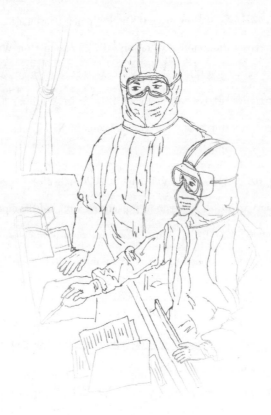